Werner Wenk

Der Schlingentisch
in Praxis und Unterricht

Isolde Cannistra
Krankengymnastin
Theodor-Heuss-Straße 11
76275 Ettlingen
Tel. 0 72 43 / 46 88

PFLAUM PHYSIOTHERAPIE

Herausgeberin: Anneliese tum Suden-Weickmann

Werner Wenk

Der
Schlingentisch

in Praxis und Unterricht

**3., überarbeitete
und aktualisierte Auflage**

PFLAUM

Der Autor:

Werner Wenk, Krankengymnast, Lehrer an der Physiotherapieschule »Rudolf-Klapp-Schule« an der Philipps-Universität Marburg/Lahn.

Unter Leitung des Autors werden ganzjährig sowohl in Deutschland als auch im Ausland (Kombination Urlaub und Fortbildung) Fortbildungskurse angeboten. Bei genügend hoher Teilnehmerzahl kann auch vor Ort eine Fortbildung durchgeführt werden. Info's gibt es unter Tel. 01 71 / 3 14 52 78.

Die Deutsche Bibliothek – CIP-Einheitsaufnahme

Wenk, Werner:
Der Schlingentisch in Praxis und Unterricht / Werner Wenk. –
3., überarb. und aktualisierte Aufl. – München ; Bad Kissingen ;
Berlin ; Düsseldorf ; Heidelberg : Pflaum, 1998
(Pflaum Physiotherapie)
ISBN 3-7905-0772-5

ISBN 3-7905-0772-5

Copyright 1989, 1994, 1998 by Richard Pflaum Verlag GmbH & Co. KG, München ·
Bad Kissingen · Berlin · Düsseldorf · Heidelberg
Titelfoto: Multifunktionales Schlingengerät nach Olaf Krell
Gesamtherstellung: Pustet, Regensburg

Inhalt

Geleitwort _____ 10

Vorwort _____ 11

1   **Geschichtlicher Rückblick** _____ 14

2   **Aufbau und Bestandteile des Schlingentisches** ___ 19

2.1   Gerätekonstruktion _____ 19
2.2   Das Zubehör: Die Grundausstattung _____ 20

2.2.1   Die Züge _____ 20
2.2.2   Die Schlingen _____ 26
2.2.3   Expander-Federn-Gewichte _____ 28
2.2.4   Umlenkrollen _____ 35
2.2.5   Kopfbügel _____ 39
2.2.6   Sonstiges nützliches Zubehör _____ 40

3   **Schlingentischtypen und -modelle** _____ 44

3.1   Der Standtyp _____ 44
3.2   Der Deckentyp _____ 51
3.3   Der Wandtyp _____ 52
3.4   Der Spanntyp _____ 52
3.5   Der Stand-Wandtyp _____ 52
3.6   Der Mobile Typ _____ 55

3.6.1   Der Bettschlingentisch _____ 55
3.6.2   Der fahrbare Schlingentisch _____ 56

4   **Indikationen und Kontraindikationen** —————— 57

5   **Gesetzmäßigkeiten der Therapie im Schlingentisch** —— 59

5.1   Die axiale Aufhängung ————————— 62
5.2   Die distale Einpunktaufhängung ——————— 66
5.3   Die proximale Einpunktaufhängung —————— 68
5.4   Die mediolaterale Einpunktaufhängung ———— 70
5.5   Die diagonale Einpunktaufhängung ————— 72
5.6   Die neutrale Aufhängung ————————— 72
5.7   Die distale Mehrpunktaufhängung —————— 73
5.8   Die divergierende Mehrpunktaufhängung ——— 74
5.9   Die axiale Mehrpunktaufhängung —————— 74

6   **Vorteile der Therapie im Schlingentisch** ——— 77

7   **Standardaufhängungen für Bewegungen ohne
Schwerkrafteinfluß** ————————————— 79

7.1   Aufhängungen für die Extremitäten ————— 79
7.1.1 Hüftgelenk —————————————— 79
     (Abduktion und Adduktion 79 – Flexion und
     Extension 82 – Innen- und Außenrotation 85)
7.1.2 Kniegelenk —————————————— 86
     Flexion und Extension ————————— 86
7.1.3 Schultergelenk ———————————— 88
     (Abduktion und Adduktion 88 – Flexion und
     Extension 88 – Innen- und Außenrotation 88)
7.1.4 Ellenbogengelenk —————————— 92
     Flexion und Extension ————————— 92

7.2   Aufhängungen für die Wirbelsäule ————— 92
7.2.1 Die Becken-Beinaufhängungen —————— 94
     Lateralflexion der LWS ————————— 94
     Flexion und Extension der LWS und unteren BWS —— 96
7.2.2 Die Oberkörperaufhängung ——————— 98
     Lateralflexion der BWS in Rückenlage ——— 98
     Lateralflexion der BWS in Bauchlage ——— 98
7.2.3 Die Kopfaufhängung ————————— 100
     Lateralflexion der HWS ———————— 100
7.2.4 Die Sitzaufhängung —————————— 100
     Rotation in HWS und BWS ——————— 100

6

8	**Therapie im Schlingentisch**	102
8.1	Kräftigung von gelähmter und dystrophischer Muskulatur	103
8.1.1	Pendeln	103
8.1.2	Pendeln mit Zielangabe	104
8.1.3	Pendeln mit Halten am Bewegungsende	105
8.1.4	Placing	105
8.1.5	Bewegen gegen Führungswiderstand	105
8.1.6	Haltewiderstand	105
8.1.7	Exzentrische Arbeit	105
8.1.8	Rhythmische Stabilisation	106
8.1.9	Bewegen gegen gedachten Widerstand	106
8.1.10	Bewegen gegen gedachten unüberwindlichen Widerstand	106
8.2	Kräftigung geschwächter gesunder Muskulatur: Die Medizinische Trainingstherapie	107
8.3	Kräftigung und Stabilisierung durch statische Arbeit	115
8.3.1	Stabilisierung des Becken-Beinbereiches in Seitenlage	116
8.3.2	Stabilisierung in der steilen Becken-Beinaufhängung	118
8.4	Dehnung verkürzter Muskulatur	121
8.4.1	Prinzipien der Dehnlagerung	121
8.4.2	Dehnlagerung für M. iliopsoas	123
8.4.3	Dehnlagerung für M. rectus femoris	126
8.4.4	Dehnlagerung für Adduktoren der Beine	128
8.4.5	Dehnlagerung für ischiokrurale Muskulatur	130
8.4.6	Dehnung des M. pectoralis major	135
8.5	Behandlung von Kontrakturen	136
8.5.1	Behandlung einer myogenen Kontraktur: Die Dekontraktionstechniken	137
8.5.2	Behandlung einer kapsulären Kontraktur: Die Manuelle Therapie	142
	Schultergelenk	142
	Hüftgelenk	145
	Kniegelenk	149
8.6	Schmerzbehandlung	150
8.6.1	Schmerzlinderung durch Lagerung	150

8.6.2 Schmerzlinderung durch Kombination mit anderen
Therapiemaßnahmen ___ 150
8.6.3 Schmerzlinderung durch reibungsfreies / hubfreies
Bewegen ___ 151
8.6.4 Schmerzlinderung durch Traktion ___ 151
8.6.5 Schmerzlinderung durch Entspannung ___ 152

8.7 Entspannungstherapie ___ 152

8.7.1 Pendeln ___ 154
8.7.2 Schwingen ___ 154
8.7.3 Kombination von Pendeln und Schwingen ___ 154
8.7.4 Kombination mit weiteren Entspannungstechniken ___ 155

8.8 Koordinationsschulung ___ 155

8.9 Therapie in den Wirbelsäulenaufhängungen ___ 158

8.9.1 Kopfaufhängung ___ 158
(Traktionen der HWS 159 – Mobilisation der HWS 161 –
Massagegriffe 162 – Muskeldehnung 163 – Entspannung des
Schulter-Nackenbereiches 165 – Aktive Stabilisierungs-
übungen 166)

8.9.2 Becken-Beinaufhängung in Rückenlage ___ 168
(Schmerzentlastende Lagerung 171 – Isometrische
Stabilisierungsübungen 171 – Entlastung der LWS durch
Traktionen 172 – Entspannung im Lumbalbereich 177 –
Kombination mit anderen Therapieformen 178)

8.9.3 Becken-Beinaufhängung in Bauchlage ___ 178
8.9.4 Becken-Beinaufhängung in Seitenlage ___ 180
8.9.5 Oberkörperaufhängung in Rückenlage ___ 182
8.9.6 Oberkörperaufhängung in Bauchlage ___ 183
8.9.7 Sitzaufhängung ___ 184
(Lagerung für Massage und Elektrotherapie 185 –
Mobilisation der Rotation in BWS 185 –
Mobilisation der BWS in Extension 187 – Mobilisation der
Lateralflexion / »Seitweitung« 189 – Test auf
Blockierung 190 – Rumpfstabilisierung 191)

8.10 Therapie in Spezialaufhängungen ___ 192

8.10.1 Ganzaufhängung ___ 192
(Ganzkörperentspannung 194 – Kreislaufstabilisierung 194 –

Vorbereitung auf das Stehen 195 – Training der Armstützfunktion 196 – Ganzkörperstabilisation 198)

8.10.2	Walking	199
8.10.3	Seitliche Arm-Beinaufhängung	200

(Schulterblattmobilisation 201 – Entspannung der Schulter-
blattregion 203 – Aktive Schulterblattbewegungen 203 –
Mobilisation des Beckenbereiches 203 – Mobilisation der
Wirbelsäule 204 – Stabilisation von Wirbelsäule und
Schultergürtel-Beckenbereich 204 – Kombination mit
anderen therapeutischen Maßnahmen 204)

8.10.4	Unterstützter Vierfüßlerstand	205
8.10.5	Therapie im Bettschlingentisch	210
9	**Funktionelle Untersuchungen**	214
9.1	Muskelkraft	214
9.2	Gelenkbeweglichkeit	216
9.3	Entspannung	216
9.4	Spezielle Wirbelsäulenuntersuchungen	216
10	**Weitere technische Möglichkeiten**	220
10.1	Fixation im Schlingentisch	220
10.1.1	Fixation mit Schlingen	220
10.1.2	Fixation mit Oberarm- und Oberschenkelmanschette	222
10.1.3	Der Bodyfixateur	224
10.1.4	Der Multifixateur	225
10.2	Lagerung im Schlingentisch	226
10.3	Der Dekompressionsstab	231
10.4	Der Multitrainer	231
11	**Schlingentisch kontra Bewegungstherapie im Wasser**	233
12	**Grenzen der Schlingentischtherapie**	235
13	**Indikationsliste**	236
14	**Curriculum für den Unterricht**	250
	Literatur	286

Geleitwort

Die Schlingentischtherapie gehört zu denjenigen krankengymnastischen Behandlungsformen, die Kenntnis von Techniken und Technik erfordern: neben dem korrekten und routinierten »handling« muß der Krankengymnast den Umgang mit dem Schlingentisch als technische Konstruktion beherrschen. Beide Handlungskompetenzen sind notwendig, um das mögliche breite Einsatzspektrum der Schlingentischtherapie fach- und methodenkompetent zu nutzen.

Technik und Techniken sind, wie in allen krankengymnastischen Bereichen, kein Selbstzweck, sie sind Mittel der Therapie, der Prävention, der Rehabilitation. Krankengymnastische Handlungskompetenz erfordert insofern auch psychosoziale, emotionale und affektive Kenntnisse und Fähigkeiten im Umgang mit dem Patienten.

Der Autor des vorliegenden Lehr-, Lern- und Arbeitsbuches ist Absolvent des Studienlehrgangs zur pädagogischen Qualifizierung für Lehrkräfte im »Lehrgangswerk für Berufe im Gesundheitswesen der Deutschen Zentrale für Volksgesundheitspflege«. Es ist ein zentrales Anliegen der Lehrgangsarbeit, fachliche Kompetenz und Erfahrung zu erweitern und zu verknüpfen mit pädagogischer, psychologischer und sozialer Kompetenz – ein Anliegen, das sich auch in der vorliegenden Einführung in die Schlingentischtherapie dokumentiert, und das, so ist es dem Autor zu wünschen, die Resonanz eines großen Leserkreises finden möge.

Prof. Dr. med. Dr. h. c. H.-W. Müller
Präsident der Deutschen Zentrale für
Volksgesundheitspflege

Vorwort

Zur 1. Auflage

Dieses Buch entstand im Rahmen eines pädagogischen Studienlehrganges bei der Deutschen Zentrale für Volksgesundheitspflege e. V., Frankfurt/M.

In dieser Arbeit möchte ich das breite Einsatzspektrum der Schlingentischtherapie in der Krankengymnastik aufzeigen. Die Beispiele, die in den einzelnen Kapiteln aufgeführt werden, erheben keinesfalls den Anspruch auf Vollständigkeit, sondern sollen als Anregung für weitere Behandlungsmöglichkeiten dienen. Der Leser soll erkennen, daß der Schlingentisch ein wertvolles Hilfsmittel für die krankengymnastische Behandlung der Patienten ist.

Dieses Buch soll vier Personengruppen ansprechen:

»Einsteiger« in die Schlingentischtherapie	Neben den ausführlichen Grundlagen sollen die Angaben über Zubehör und dessen Anwendung, die einzelnen Schlingentischmodelle und deren Vor- bzw. Nachteile bei der Anschaffung eines Schlingentisches und seiner Ausrüstung behilflich sein.
Praktiker	Kleine praktische Tips, besondere Hinweise, die in den Kapiteln eingeflochten sind sowie die Vorstellung des Bettschlingentisches und einiger erprobter Aufhängungsvarianten sollen Anregung bieten.
Schüler	Für sie wurden die Grundlagen sehr sorgfältig ausgearbeitet und nach didaktischen Prinzipien strukturiert.
Lehrkräfte	Der Lernzielkatalog ist als Strukturierungshilfe für den Unterricht gedacht, die Vorschläge zur Unterrichtsgestaltung sollen als didaktische Anregung zur Stoffvermittlung dienen.

Und wer es gerne etwas »theoretisch« haben will, für den sind die geometrischen Analysen und Messungen über das Flaschenzugprinzip aus-

11

gearbeitet. In diesem Sinne wünsche ich mir, daß der Leser aus diesem Buch sehr viel Nutzen ziehen wird, was natürlich letztlich den Patienten zugute kommen soll.

Mein Dank gilt allen Personen, die zur Entstehung dieses Buches beigetragen haben:

Frau Simon-Göbbel, ohne sie wäre dieses Buch nie entstanden;

Prof. Dr. G. E. Becker, bei dem ich sehr viel, nicht nur »Pädagogisches«, lernen durfte;

Frau Dipl. Psych. H. Kelley, Geschäftsführerin der Deutschen Zentrale für Volksgesundheitspflege, für die freundliche Genehmigung zur Veröffentlichung dieser Arbeit;

Frau A. tum Suden-Weickmann, die mich mit ihrer fachkompetenten Beratung sehr unterstützt hat;

Frau Simone Hinterlang, Beatrix Sock sowie Herrn *Siegfried Mechler,* für die Zeit, die sie für die Fotoaufnahmen geopfert haben;

Frau R. Junghans, für die schönen Fotografien und die große Geduld bei den Wartezeiten, bis die Aufhängungen fertig waren;

den Schülern der Rudolf-Klapp-Schule, Kurse 115 bis 118, für so manche wertvolle Anregung.

Marburg, 1989   *Werner Wenk*

Zur 2. Auflage

»Panta rhei« – alles fließt. So hat es einmal ein griechischer Philosoph ausgedrückt.

Alles ist in Bewegung, nichts bleibt so, wie es ist. Diese Tatsache kennen wir alle, die Wissenschaft lebt davon.

Immer wieder gibt es Veränderungen, Veränderungen zum Positiven wie auch leider zum Negativen. Neue Wege sind der Anfang der Zukunft.

Seit der ersten Auflage sind nun bereits vier Jahre vergangen. In dieser Zeit durfte ich persönlich wieder sehr viel Neues lernen, habe Neues entdeckt, mußte alte Wege aufgeben, um neue zu gehen.

So ist nun die zweite Auflage entstanden: *der Lernstoff wurde teilweise umstrukturiert, manche Sachverhalte verständlicher erklärt, neue The-*

rapiemöglichkeiten beschrieben und viele neue Zeichnungen und Fotos hergestellt.

In diesem Sinne hoffe ich, daß dieses Buch noch mehr dazu beitragen wird, dem Schlingentisch den Platz in der Therapie einzuräumen, der ihm gebührt.

Mein besonderer Dank gilt meiner lieben Familie für das geduldige Alleinsein in der Zeit meiner Abwesenheit. Weiterhin danke ich meinem persönlichen Freund Olaf Krell für die vielen wertvollen Anregungen und Tips, Frau Isabell Fesqué und Frau Felicia Jung danke ich für ihren Einsatz als Fotomodell, meinem Freund Sigi Mechler für die erneute Geduld bei den neuen Aufnahmen, Herrn Ulli Leyser für die Gestaltung der Titelseite.

Marburg, 1994   *Werner Wenk*

Zur 3. Auflage

Das große Interesse an diesem Buch machte eine *dritte Auflage* notwendig. Manches positive Feedback hat mich in meiner Arbeit bestätigt, manche Kritiken gaben mir Anstoß zu einigen Veränderungen. Die Möglichkeiten des Schlingentisches sind noch lange nicht ausgeschöpft. Auch ich entdecke immer wieder neue Aspekte.

In meinen Fortbildungsveranstaltungen, aber auch in der Arbeit mit Patienten haben sich zwei wichtige Dinge immer wieder bestätigt: »Weniger ist oft mehr« und »Qualität vor Quantität«. Jenen, die erst in die Schlingentischtherapie »einsteigen«, möchte ich raten: Fangt an, probiert aus, urteilt kritisch, seid nicht entmutigt, wenn's mal nicht klappt. Beharrlichkeit führt zum Ziel.

Mein besonderer Dank gilt Frau *Sandra Treppiedi,* die mir bei der Aktualisierung der Fotos als Modell eine sehr große Hilfe war. Des weiteren danke ich Frau *Yanett Negash* sowie Frau *Stefanie Sprock* für die Mitarbeit bei dem Titelfoto als Modell.

Marburg, 1998   *Werner Wenk*

13

Geschichtlicher Rückblick

Der Standardschlingentisch, so wie wir ihn heute kennen, hat im Laufe seiner Entwicklung einige Wandlungen erfahren. Die Anfänge des Schlingentisches reichen zurück bis in die Vorkriegszeit. Prof. *Thomsen* aus Bad Homburg entwickelte einen Universalübungstisch, nach ihm »Thomsen-Tisch« benannt.

Der »Thomsen-Tisch« bot hervorragende Möglichkeiten, unter Ausschaltung von Ausweichbewegungen:

– Muskeln gezielt mit Hilfe von Gewichten aufzutrainieren,
– Kontrakturen durch Gewichtszüge im Sinne von Dehnlagerungen zu mobilisieren (Abb. 1 und 2).

Abb. 1: Mobilisierung einer Kniestreckkontraktur oder Kräftigung des M. quadriceps femoris.
Abb. 2: Mobilisierung einer Adduktionskontraktur im Schultergelenk.

1 ▽　　　　　　　　　　　　　　　　　　　　　　2 ▽

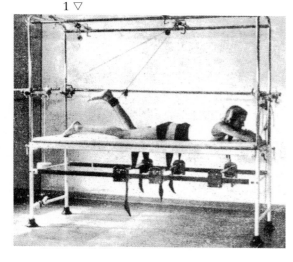
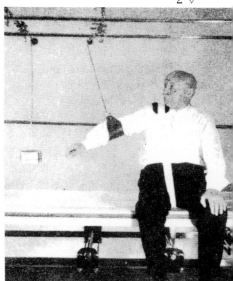

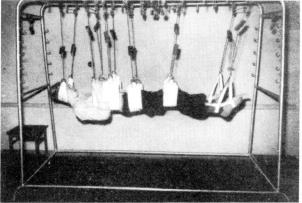

4 △

5 ▽

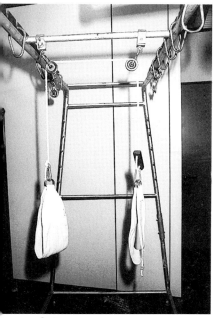

3 △

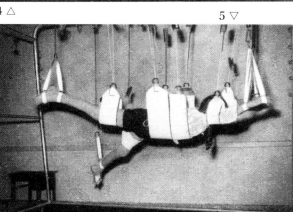

Abb. 3: Aufhängeprinzip im Guthrie-Smith-Apparat.
Abb. 4: Ganzaufhängung in Rückenlage im Guthrie-Smith-Apparat.
Abb. 5: Üben der Hüftflexion und -extension im Guthrie-Smith-Apparat.

Die mehrfach gespaltene Liegefläche der Bank bot gute Fixierungsmöglichkeiten nach unten zu einem speziellen Fixierungsgestänge.

In den Kriegsjahren benutzte man ein dem Schlingentisch ähnliches Gestell zur Lagerung von Kriegsverletzten.

Die Poliomyelitiswelle führte dazu, daß der Engländer *Guthrie-Smith* einen Apparat konstruierte, um diese schwer gelähmten Patienten zu behandeln. 1945 veröffentlichte er die Arbeit mit diesem Gerät in »rehabilitation, reeducation + remedial exercises«. Dieser sogenannte »Guthrie-Smith-Apparat« verbreitete sich kurz darauf schnell in den USA und auch hier bei uns in Deutschland seit etwa 1950. Heute noch wird dieses Gerät in Holland benutzt.

15

Das Prinzip des Guthrie-Smith-Apparates besteht darin, daß die Körperteile des Patienten nicht an festen Aufhängeösen befestigt sind, sondern daß jeder Körperteil bzw. -abschnitt mit dem entsprechenden der anderen Seite über zwei Rollen und einem Zug verbunden ist (Abb. 3). Die einzelnen Körperteile halten sich gegenseitig durch ihr Gewicht die Waage (Abb. 4). Bewegt z. B. der Patient in Bauchlage (Abb. 5) das linke Bein in Flexion, wird automatisch das andere in Hüftextension bewegt. Der Patient kann damit eine schwache Funktion auf der einen Seite durch eine reziproke Bewegung auf der anderen Seite unterstützen.

Die Auseinandersetzung mit der Poliomyelitiswelle führte auch in Deutschland zu einer Weiterentwicklung der Therapie in Schlingen:

– 1951 wurden von Prof. *Schede* erstmalig Bewegungsübungen ohne Schwerkrafteinfluß und die Auswirkungen des Aufhängepunktes beschrieben (Abb. 6 und 7);

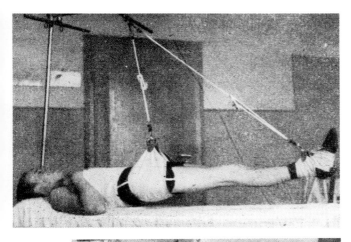

Abb. 6: Üben der Lateralflexion ohne Reibung und Eigenschwere.

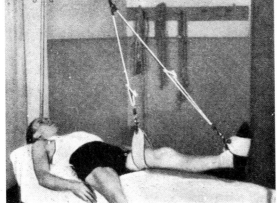

Abb. 7: Ab- und Adduktion des Hüftgelenkes ohne Schwerkrafteinfluß.

– Im Thomsen-Tisch wurde 1954 von Dr. *H. Knupfer* und den Krankengymnastinnen *A. tum Suden, E. Wrede* ein spezielles Übungsverfahren in der Ganzaufhängung entwickelt. Der Patient wurde an einem Punkt aufgehangen und die paretische Muskulatur innerhalb einer funktionellen Muskelkette nach den Gesätzmäßigkeiten von *Sherrington* trainiert (Abb. 8 und 9);

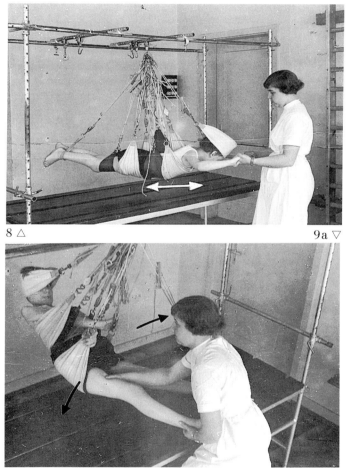

8 △   9a ▽

Abb. 8: Training der Arm-Schultermuskulatur auf Flexion und Extension.
Abb. 9a: Training der lateralen Bein-Rumpfmuskelkette.

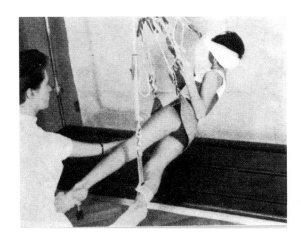

Abb. 9b: Training der dorsalen Bein-Rumpfmuskelkette.

– Ebenfalls in Wildbad wurde die Therapie in Schlingen durch *L. Halter* weiterentwickelt, der die Behandlungsmöglichkeiten auch auf andere Fachbereiche ausgeweitet hat.

So entstand die heutige »Schlingentischtherapie« mit den verschiedenen Schlingentischmodellen (s. Kap. 3).

2 Aufbau und Bestandteile des Schlingentisches

Die Schlingentischtherapie benutzt eine Gerätekonstruktion, den soge-
nannten »Schlingentisch« (Abb. 10), in welcher ein Patient durch Aufhängung des ganzen Körpers oder eines seiner Teile die Aufhebung der
Schwerkraft und damit die Erleichterung vieler Bewegungen erfahren
kann.

2.1 Gerätekonstruktion

Wenn ein Patient zum ersten Mal dieses Gestell sieht, und man offenbart
ihm, daß er jetzt darin »aufgehängt« werden soll, werden ihn bestimmt
erst einmal seltsame Gefühle beschleichen – gewisse Assoziationen sind
unvermeidlich. Er weiß ja nicht, was da auf ihn zukommt. Eine entsprechende Aufklärung und eine gute Behandlung werden aber schnell seine
Bedenken zerstreuen.
Der Standschlingentisch (andere Modelle werden im nächsten Kapitel
beschrieben) besteht aus einem Metallgestell, das sich in der Regel nach

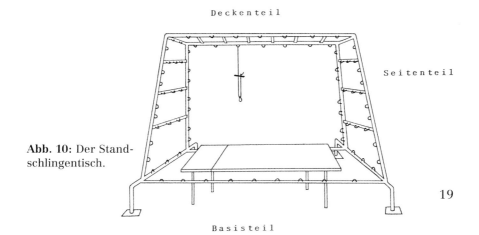

Deckenteil

Seitenteil

Abb. 10: Der Stand-
schlingentisch.

Basisteil

19

oben hin verjüngt und an drei Seiten Querstreben besitzt: an den beiden Seitenteilen und am Deckenteil.

Die breite Basis des Bodenteils ist notwendig, um die Stabilität dieser Konstruktion zu gewährleisten.

Am äußeren Rahmen und an allen Querstreben sind in regelmäßigen Abständen Ösen festgeschweißt. Diese besitzen zweierlei Funktionen:

1. An ihnen wird der Patient oder ein Körperteil von ihm aufgehängt (Deckenteil).
2. An ihnen wird der Patient mittels Zügen oder Federn fixiert (Seitenteile, Bodenteil).

Innerhalb des Schlingentisches steht in der Regel eine Behandlungsbank, auf welcher der Patient liegt oder sitzt.

Wenn der Patient auf einem Stuhl oder auf einer Matte behandelt werden soll, muß man die Bank entfernen (s. Kap. 8.9.7 und 8.10.4).

Um das Verrutschen des Schlingentisches während der Behandlung zu vermeiden, haben manche Benutzer die Füße des Schlingentisches am Boden mit Schrauben fixiert.

Nachteil: Der Schlingentisch kann für gewisse Behandlungen nicht verschoben werden.

2.2 Das Zubehör

Folgendes Zubehör gehört zu einer guten Grundausstattung:
- 16 Seilzüge
- 1 Schlingenset für eine Ganzkörperaufhängung (s. Kap. 2.2.2)
- 2 Sätze Federn oder Expander à 5 Stck.
- 2 Umlenkrollen
- 2 Kopfbügel
- 1 Gewichtestock mit 10 kg
- 1 Traktionsgurt
- 1 Satz Unterlagerungskissen für die Wirbelsäule
- 1 Brustkorbfixationsgurt

2.2.1 Die Züge

Die Züge dienen zum
- Hochziehen und Ablassen des Patienten
- Fixieren des Patienten oder eines seiner Körperteile.

I. Der einfache Seilzug

besteht aus einem widerstandsfähigen Seil mit zwei Karabinerhaken (Varianten s. Abb. 16) und einem Holzklötzchen, durch dessen zwei Bohrungen das Seil hindurchgeführt ist (Abb. 11 a, b).

Mit dem oberen Ende wird der Zug am Schlingentisch aufgehängt, am unteren Ende wird die Schlinge mit dem Körperteil des Patienten angehängt. Damit sich das Seil nicht aus den Löchern des Holzklötzchens herauszieht, ist das eine Ende verknotet.

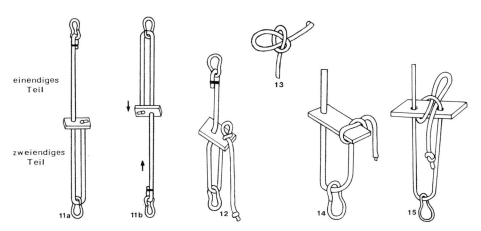

einendiges Teil

zweiendiges Teil

13

11a 11b 12 14 15

Abb. 11a: Unbelasteter Zug: Zugrichtung nach oben. – **Abb. 11b:** Unbelasteter Zug: Zugrichtung nach unten. – **Abb. 12:** Belasteter, stark verkürzter Zug. – **Abb. 13:** Schlingknoten. – **Abb. 14:** Der »halbe Schlag«. – **Abb. 15:** Schlingknotenvariante.

Funktion

Wird ein solcher Zug mit Gewicht belastet, verkantet sich das Holzklötzchen und blockiert das Seil. Damit bleibt die einmal eingestellte Länge erhalten (Abb. 12 und 13).

Möchte man die Länge des Zuges verändern, muß das Hölzchen wieder in eine *waagrechte* Position gebracht werden. Dadurch wird die eben erwähnte Blockierung wieder aufgehoben. Achtet der Therapeut nicht auf die horizontale Stellung des Hölzchens, erhöht sich die Reibung und die Längenveränderung erfordert größeren Kraftaufwand.

In der Regel hängt man einen Seilzug so auf, daß das einendige Teil nach oben zeigt. Wenn der Patient angehoben wird, zieht man das Hölzchen nach oben. Hier stimmt die Arbeitsrichtung mit der Zugrichtung des Hölzchens überein. Außerdem braucht man nur die *Hälfte der Last* hochzuziehen, s. Flaschenzugprinzip.

Manche bevorzugen die umgekehrte Richtung: Das zweiendige Teil wird nach oben gehängt. Jetzt muß man beim Anheben das Hölzchen nach *unten* ziehen. Hierbei braucht der Therapeut nicht gegen die Schwerkraft zu arbeiten, er kann sogar sein Körpergewicht beim Anheben des Patienten einsetzen (Abb. 11 b). Beachten Sie jedoch, daß sich hierbei die daran hängende Last *nicht halbiert.*

Auf alle Fälle sollte man innerhalb einer Aufhängung nur eine Zugrichtung einhalten.

Ist man beim Verkürzen des Zuges an dem oberen bzw. unteren (je nach Zugrichtung) Karabinerhaken angekommen und möchte noch weiter verkürzen, muß man das Hölzchen *waagrecht* nach unten bzw. oben schieben, während das freie Ende vom Therapeuten so lange gehalten wird. Ein Durchrutschen des Seils muß nun durch einen neuen Knoten verhindert werden. Dieser Schlingknoten hält einerseits die Belastung aus, ohne sich zu öffnen, andererseits läßt er sich sehr leicht wieder auflösen. Abb. 14 und 15 zeigen zwei Knotenvarianten.

Das Flaschenzugprinzip

Man kann den einfachen Zug auch als Flaschenzug betrachten, wenn die Zugrichtung nach oben gewählt wird (Abb. 17 a): statt eines Karabinerhakens am zweiendigen Teil kann man sich eine Rolle denken (Abb. 17 b). Die Last teilt sich auf die beiden Seile des zweiendigen Teils gleichermaßen auf. Laut Flaschenzugprinzip reduziert sich dadurch das zu hebende Gewicht für den Therapeuten um 50%. Die restlichen 50% hängen am anderen Ende, das am Schlingentisch befestigt ist.

In Wirklichkeit muß der Therapeut aber ca. 60 bis 70% des Gewichts hochziehen (Abb. 17 c), was sich durch die Reibung des Zuges am Karabinerhaken und an der Bohrung im Hölzchen erklären läßt.

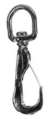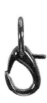

Abb. 16: Karbinerhakenmodelle.

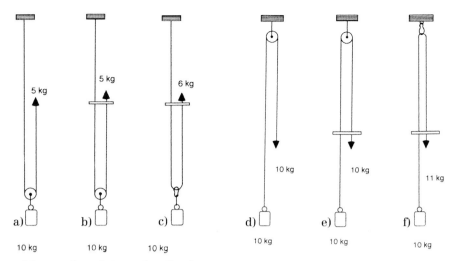

Abb. 17a–f: Herleitung des Flaschenzugprinzips.

Hängt man die Rolle nach oben (Abb. 17 d und e) – dies *entspricht* der Zugrichtung nach *unten* –, wird die Last *nicht halbiert,* sie wird durch die Rolle nur *umgelenkt.*

Man muß sogar, wie oben bereits erwähnt, die zusätzliche Reibung von ca. 10–15% überwinden (Abb. 17 f). Entscheiden Sie selbst:

– Entweder Zugrichtung nach oben gegen die Schwerkraft mit annähernd halber Last oder

– Zugrichtung nach unten mit Körpereinsatz, aber volles Gewicht plus Reibung.

Das Flaschenzugprinzip – auf den Schlingentisch übertragen – lautet:

> Befindet sich am Punctum mobile (= Patientenseite) eine Rolle oder das zweiendige Teil des einfachen Flaschenzugs, wird die daran hängende Last (Körperteil) für den Therapeuten *halbiert*. Befindet sich die Rolle am Punctum fixum (= Schlingentisch), wird die daran hängende Last nur *umgelenkt, aber nicht halbiert.*

Wenn nun die Zugrichtung im Schlingentisch in *horizontale* Richtung geht, beispielsweise um zu fixieren, kann man nicht mehr die falsche

Zugrichtung mit dem Körpereinsatz rechtfertigen. Dieser ist ja hierbei in *jeder* Zugrichtung einsetzbar.

Beachten Sie folgende Regel:

> Zugrichtung zum Schlingentisch hin halbiert bei einem einfachen Seilzug immer die Last, bei Verwendung eines Rollenzugs wird die Last sogar ge d rittelt.

2. Der Rollenzug (Abb. 18)

Durch die Anwendung von zwei Rollen werden zwei Vorteile erreicht:
– Die Reibung wird vermindert.
– Bei Zugrichtung nach unten halbiert sich die Last, bei Zugrichtung nach oben wird sie sogar gedrittelt (vgl. Abb. 19 c). Die Herleitung des Rollenzugprinzips wird in Abb. 19 a bis c gezeigt.

Anwendung: – Aufhängen von schweren Patienten oder schweren Körperteilen (Becken)
– Fixierungen, die einen großen Kraftaufwand erfordern, z. B. bei einer Muskeldehnlagerung

Abb. 18: Der Rollenzug.

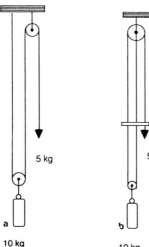

5 kg

3,3 kg

5 kg

a

10 kg

b

10 kg

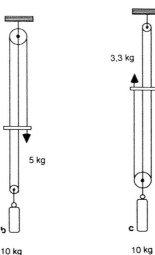

c

10 kg

Abb. 19a–c: Das Flaschenzugprinzip beim Rollenzug ist in jeder Zugrichtung wirksam.

3. Andere Seilzugsysteme (Abb. 20 a bis e)

Die in Abb. 20 a bis 20 e gezeigten Seilzugsysteme kommen alle ohne Knoten aus und bieten daher bereits mehr Zeitersparnis als die herkömmlichen Systeme. Die Seilzüge b und d besitzen keine Lasthalbierung und sind daher in Hinsicht auf die Kraftersparnis fraglich. Die Seilzüge a und d besitzen einen unhandlichen Verschlußmechanismus. Als beste Seilzüge haben sich die Seilzüge c und e (Modell Krell/Wenk) bewährt.

Kriterien für einen guten Seilzug:
- Er sollte Lasthalbierung besitzen.
- Das Seil sollte nicht zu steif und nicht zu rauh sein, da sich der Knoten sonst nicht lösen läßt.
- Die Löcher im Hölzchen sollten weder zu eng (großer Reibungswiderstand) noch zu weit und auf keinen Fall konisch angebohrt sein (das Seil rutscht unter Belastung durch).
- Eine kleine Rolle als Umlenkung am Karabinerhaken senkt den Reibungswiderstand.

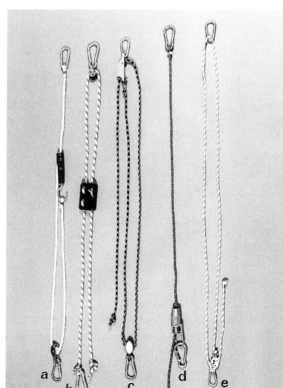

Abb. 20: Weitere Seilzugsysteme: Alle Seilzüge kommen ohne Knotentechnik aus und sind daher zeitsparend.

2.2.2 Die Schlingen

Die Schlingen dienen zum Halten von Kopf, Rumpf und Extremitäten.
Je nach der Köperstelle, an der sie angelegt werden, benennt man sie
entsprechend. Ein Standard-Schlingenset besteht aus:
- 1 Kopfschlinge
- 4 Arm-Beinschlingen
- 2 Handschlingen
- 2 Fußschlingen
- 1 Traktionsbeckenschlinge
- 1 Oberkörperschlinge (Brustkorbleibchen)

Die Kopfschlinge (Abb. 21 a, b und 22)

Die Arm- oder Beinschlinge (Abb. 23)

Die Schlinge wird für Arm und Bein gleichermaßen benutzt.
Als Armschlinge legt man sie am Ellenbogengelenk oder distalen Oberarm an, als Beinschlinge in die Kniekehle oder am distalen Oberschenkel.

Die Hand- oder Fußschlinge (Abb. 24 bis 31)

Hier benutzt man ebenfalls die gleiche Schlinge sowohl für die Hand als
auch für den Fuß. Es gibt *zwei* verschiedene Ausführungen: eine *kurze*
und eine *lange* Schlinge. Die lange Schlinge kann man an Hand und Fuß
einmal mit pronatorischer und einmal mit supinatorischer Tendenz anlegen.

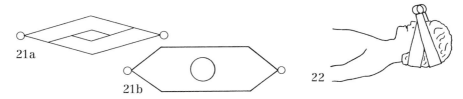

21a

21b

22

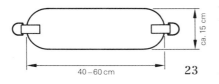

ca. 15 cm

40 – 60 cm

23

Abb. 21a+b: Varianten der Kopfschlinge.
Abb. 22: Anlage der Kopfschlinge.

Abb. 23: Bein- oder Armschlinge.

26

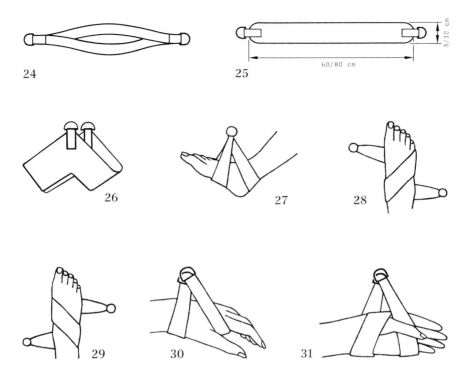

Abb. 24: Kurze, gespaltene Handschlinge. – **Abb. 25:** Lange Hand- (5 × 60 cm) bzw. Fußschlinge (10 × 80 cm). – **Abb. 26:** Fußdreieckschlinge. – **Abb. 27:** Anlage der Fußdreieckschlinge. – **Abb. 28:** Anlage der langen Fußschlinge mit Betonung der Supination. – **Abb. 29:** Anlage der langen Fußschlinge mit Betonung der Pronation. – **Abb. 30:** Anlage der kurzen Handschlinge. – **Abb. 31:** Anlage der langen Handschlinge mit Betonung der Supination.

Die Beckenschlinge (Abb. 32 bis 34)

Die Beckenschlinge wird in Rückenlage am Gesäß angelegt, in Bauchlage im Leistenbereich, in Seitenlage im Trochanterbereich.

Es gibt verschiedene Ausführungen: Die Standardschlinge besitzt zwei Ringe, eine Variante für größere Patienten hat vier Ringe, manche Ausführungen besitzen zusätzlich noch Traktionsringe (Abb. 34 und 60).

Diese werden mit einem Klettverschluß am Patienten fixiert, um sie vor dem Abrutschen bei Traktionen zu bewahren.

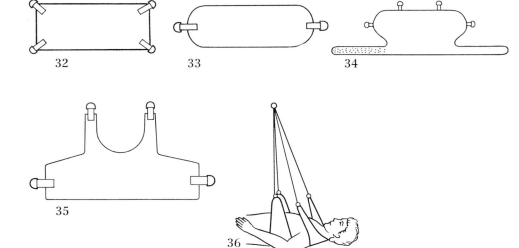

Abb. 32: Beckenschlinge mit vier Aufhängeösen zur individuellen Einstellung der Flexion/Extension in der LWS. – **Abb. 33:** Beckenschlinge mit zwei Aufhängeösen. – **Abb. 34:** Traktionsbeckenschlinge mit Klettverschluß. – **Abb. 35:** Brustkorbschlinge. – **Abb. 36:** Anlage der Brustkorbschlinge.

Die Oberkörperschlinge (Brustkorbleibchen, Abb. 35 und 36)

Diese Schlinge wird in Rückenlage hinten und in Bauchlage vorne am Brustkorb angelegt. Sie hält den Oberkörper bis etwa Th 12.

2.2.3 Expander-Federn-Gewichte

(Aus einem Schlingentisch kann auch ein »Body-building Center« werden.)

Expander (Abb. 37) dürften von den Heimsportgeräten her hinreichend bekannt sein und bedürfen deshalb keiner besonderen Beschreibung.

Federn (Abb. 38) haben etwa die gleiche Funktion wie die Expander. Sie bestehen nicht aus einem Gummizug, sondern aus einer Spiralfeder.

Expander und Federn gibt es in verschiedenen Stärken. Jede Stärke ist mit einer Farbe gekennzeichnet. Je heller die Farbe, desto geringer ist in der Regel die Stärke.

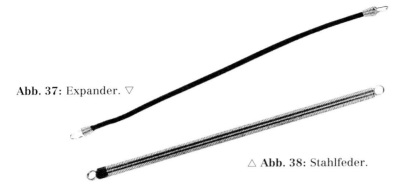

Abb. 37: Expander. ▽

△ **Abb. 38:** Stahlfeder.

Tip für die Praxis: – Beim Kauf von Federn oder Expandern sollte man darauf achten, daß diese in mindestens drei Stärken angeboten werden. Optimal sind fünf verschiedene Stärken – man hat damit viel feinere Dosierungsmöglichkeiten.

Gewichte (Abb. 39 a bis c) gibt es in Form von Gewichtscheiben oder Sandsäcken. Gewichtscheiben können freihängend (Abb. 39 a) oder als geführtes System (Abb. 39 b) benutzt werden. Eine besonders elegante Lösung bietet der Multitrainer (s. Kap. 10.4). Ich empfehle ein geführtes System, da bei schwungvollem Bewegen die freihängenden Gewichte ständig irgendwo gegenschlagen und sogar herunterfallen können. Gewichte können nur in Kombination mit Umlenkrollen (s. Kap. 2.2.4) verwendet werden. Mit ihnen kann man die Gewichtskraft dorthin lenken, wo man sie gerade benötigt.

> *Expander, Federn und Gewichte ersetzen die Kraft des Therapeuten. Dieser hat damit Kraft und auch Zeit gespart.*

Abb. 39a–c: Gewicht in Form von Gewichtsscheiben, eines geführten Systems und eines Sandsacks.

39a ▽

39b ▽

39c ▽

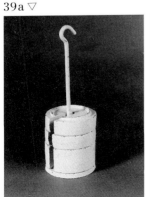

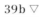

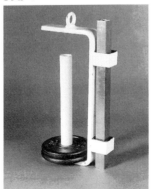

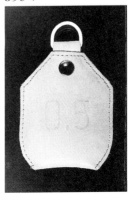

Betrachten wir einmal drei Situationen:

Situation 1: Bei einem Patienten sollen nach einer Operation geschwächte Muskeln wieder auftrainiert werden. Zusätzlich zur individuellen Behandlung mit dem Therapeuten sind Möglichkeiten eines eigenständigen Muskeltrainings gegeben: Durch eine geschickte Anordnung der Federn / Gewichtszüge im Schlingentisch kann der Patient alleine trainieren (s. Abb. 129 bis 145). Den Kraftzuwachs sieht er daran, daß er einen größeren Bewegungsweg bei der gleichen Federstärke / bei gleichem Gewicht erreicht oder bei einer stärkeren Feder bzw. größerem Gewicht den gleichen Weg zurücklegen kann. Selbstverständlich sollte der Patient genau angeleitet werden, daß er auf evtl. Ausweichbewegungen achtet oder daß er in die richtige Richtung anspannt usw. Ich möchte ausdrücklich darauf hinweisen, daß diese Methode nur bei schon etwas kräftigeren Muskeln angewandt werden sollte. Sehr schwache Muskeln oder gelähmte Muskeln brauchen den wohldosierten Widerstand des Therapeuten.

Situation 2: Bei einem Patienten soll ein stark verkürzter Muskel gedehnt werden. Anstatt daß nun der Therapeut über längere Zeit die Dehnstellung des Muskels hält – und dies erfordert manchmal sehr großen Krafteinsatz – läßt man die Dehnstellung durch eine Feder oder durch ein Gewicht halten. Der Patient kann dann sogar ohne fremde Hilfe den verkürzten Muskel selbst ermüden. Näheres siehe Kapitel 8.4.

Situation 3: An einem Gelenk soll eine adäquate Dauertraktion zur Entlastung und zur Schmerzlinderung durchgeführt werden. Dies kann man durch eine geschickte Anordnung von Federn oder Gewichten erreichen. Bei Gewichten kann man sogar exakt die Zugstärke bestimmen.

Es gibt einige charakteristische Unterschiede zwischen Expandern, Federn und Gewichten:

1) Gewichte haben eine *größere Hubweite* als Federn. Hubweite bedeutet in diesem Zusammenhang: Wie weit kann ich unter dem Widerstand der Federn bzw. Gewichte eine Bewegung ausführen, d. h. wie weit ist mein Bewegungsausmaß. Das Bewegungsausmaß wird durch folgende Faktoren begrenzt:

– bei Expandern / Federn durch deren maximale Dehnlänge bzw. durch die von Patientenkraft maximal erreichbare Dehnlänge und durch die Ruhelänge, wo keine Verkürzung mehr stattfinden kann.

– bei den Gewichten durch das Aufsetzen des Gewichtes auf den Boden und durch das Anstoßen des Gewichtes an die zugehörige Rolle.

2) Mit Gewichten kann man die Kraft besser dosieren als mit Expander/ Federn. Die feinste Dosierung beträgt etwa 0,5 kg. Will man noch feiner dosieren, kann man durch die zusätzliche Rolle am Gewicht die Last halbieren (s. Flaschenzugprinzip Kap. 2.2.1), oder Karabinerhaken als Gewicht verwenden.

3) Der Kraftaufwand bleibt bei den Gewichten in jedem Bewegungsabschnitt gleich, bei Expander/Federn wird der Widerstand mit zunehmender Länge größer.

4) Expander haben im Vergleich zu den Federn ein wesentlich geringeres *Elastizitätsverhalten:* Läßt man ein Gewicht an einem Expander ausschwingen, können maximal 10 Schwingungen erzielt werden. Danach ist der Expander wieder im Ruhezustand. Läßt man dagegen ein Gewicht an einer Feder ausschwingen, können etwa hundertmal so viele Schwingungen wie bei einem Expander gleicher Stärke erzeugt werden, was auf ein signifikant höheres Elastizitätsverhalten hindeutet.

Das *Widerstandsverhalten* dagegen ist etwas günstiger als bei den Federn: Da der Expander bei starker Dehnung seine elastische Kraft etwas verliert, ist sein Widerstandsverhalten bei Dehnung nicht so stark ausgeprägt wie bei den Federn (Abb. 40).

In Verbindung mit Rollen und Zügen lassen sich bei Federn und Expandern zwei wichtige Grundschaltungen verwirklichen:

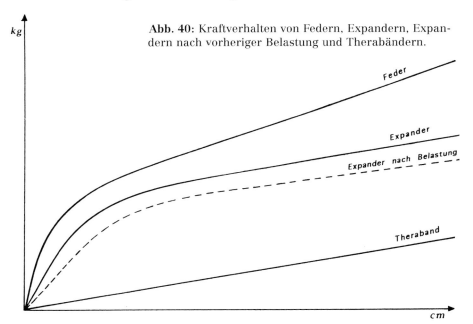

Abb. 40: Kraftverhalten von Federn, Expandern, Expandern nach vorheriger Belastung und Therabändern.

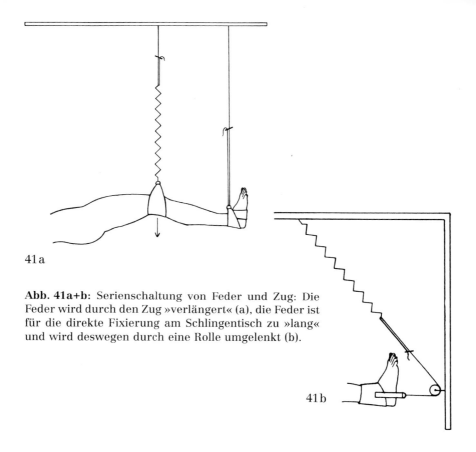

41 a

Abb. 41a+b: Serienschaltung von Feder und Zug: Die Feder wird durch den Zug »verlängert« (a), die Feder ist für die direkte Fixierung am Schlingentisch zu »lang« und wird deswegen durch eine Rolle umgelenkt (b).

41 b

1. Die Serienschaltung (Abb. 41 a, b)

Sie dient zur »Verlängerung« oder zur »Verkürzung« einer Feder. In Abb. 41 b ist der Expander für die Traktion zu lang. Durch Umlenkung mit einer Rolle kann der Expander an einer passenden Stelle plaziert werden und die Vordehnung sehr feinfühlig mit dem Zug vorgenommen werden.

In Abb. 41 a ist der Expander zu kurz, er müßte zu stark gedehnt werden, um am Bein fixiert zu werden. Dadurch würde das Bein zu weit hochgezogen werden. Ein Seilzug überbrückt die Entfernung und auch hier kann die Zugkraft des Expanders an die Eigenschwere des Beines angepaßt werden.

Hat der Therapeut keine Gewichte in irgendeiner Form zur Verfügung, kann auch hier die Serienschaltung statt eines Gewichtes therapeutisch genutzt werden.

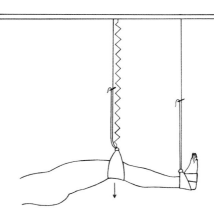

Abb. 42: Parallelschaltung von Feder und Zug: Der Zug begrenzt die Ausdehnung der Feder und damit die Bewegung gegen die Federkraft.

2. Die Parallelschaltung (Abb. 42)

Sie besitzt zwei wichtige Funktionen:
Zum einen kann der parallel geschaltete Zug eine Bewegung gegen die Zugkraft des Expanders oder der Feder begrenzen, zum anderen kann man schnell von einem stabilen zu einem labilen System wechseln: Wird der Kopf beispielsweise mit einer solchen Parallelschaltung aufgehängt (s. Abb. 125), kann der parallel geschaltete Zug verlängert werden, um mit der Feder in die Extension zu bewegen. Ist dem Patienten die Labilität in der Feder zu unangenehm oder möchte man den Kopf auf einer bestimmten Höhe halten, zieht man den parallel geschalteten Zug wieder an.

Aus diesen Ausführungen folgen die *speziellen Anwendungsbereiche:*
● Wegen der besseren Meß- und Dosierbarkeit, dem konstanten Widerstand und der größeren Hubweite sollten zur *Kräftigung* nur *Gewichte* eingesetzt werden.

Gewichte können auch zur Erleichterung einer Bewegung gegen die Schwerkraft eingesetzt werden (Abb. 48 a).
● *Federn* eignen sich wegen des rasch ansteigenden Widerstandes bei Dehnung (Abb. 40) und der daraus folgenden schlechten Anpassung an die Leistungskurve eines Muskels *nicht zur Kräftigung.* Außerdem besitzen sie die *Tendenz zum Ausleiern.* Wegen des günstigen Elastizitätsverhaltens sollten sie *nur zur Entspannung* eingesetzt werden.
● *Expander* sollten nur dann eingesetzt werden, wenn keine Federn oder Gewichte zur Verfügung stehen. Sie stellen m. E. nur eine Kompromißlösung dar: Zur Kräftigung fehlen ihnen die nötige Hubweite und die Anpassung an die Leistungskurve eines Muskels, zur Entspannung fehlen ihnen

die nötige Elastizität, zur Traktion fehlt die meßbare Kraft ihres elastischen Zuges.

Auf eine nützliche Funktion von Federn und Expandern sei abschließend noch hingewiesen: Sie ermöglichen bei symmetrischer Anordnung in den Wirbelsäulenaufhängungen eine aktive oder passive Rotation und eine Bewegung in die Flexion oder Extension (s. Abb. 154).
Bei einer Beinaufhängung in Rückenlage ermöglichen sie beispielsweise neben einer Hüftab- und -adduktion auch die Bewegung in die Extension.

Zusammenfassung der Anwendungsmöglichkeiten

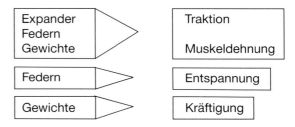

Expander Federn Gewichte	Traktion Muskeldehnung
Federn	Entspannung
Gewichte	Kräftigung

Tips für die Praxis:

- Sichern Sie die Federn vor Überdehnung, indem Sie parallel zur Feder einen Seilzug einhängen. Die Länge des Seils begrenzt dann die Ausdehnung der Feder.
- Sind Expander einmal zu »lang« für eine Anwendung, kann man sie über eine Querstrebe laufen lassen oder eine Serienschaltung nach Abb. 41 b herstellen. Da sich Federn nicht auf direkte Weise umlenken lassen, ist bei diesen nur die Serienschaltung die Methode der Wahl.
- Sind Expander oder Federn zu »kurz«, kann man sie ebenfalls mit einem zusätzlichen Zug verlängern (Abb. 41 a) und evtl. über eine Umlenkrolle laufen lassen (Abb. 41 b).
- Benutzen Sie doch einmal die Dosierung der Gewichte zur exakten Messung der Muskelkraft oder des Kraftzuwachses. Notieren Sie sich in

Art einer Kurve die Kraftentwicklung in einem bestimmten Zeitraum. Sie bekommen ein informatives Feedback. Näheres siehe Kap. 9.

- In jeder Aufhängung können Sie die Züge durch Federn oder Expander ersetzen, wenn Sie noch zusätzlich eine andere Bewegungskomponente wünschen oder die Aufhängung zur Entspannung benutzen wollen.

- Ist die Hubweite für eine großräumige Bewegung wie z. B. einer PNF-Diagonale nicht ausreichend, kann man nach dem Flaschenzugprinzip eine Rolle am Gewicht montieren, um den Weg zu *verdoppeln.* Die Lasthalbierung gleichen Sie wieder durch Verdopplung des Gewichts aus.

2.2.4 Umlenkrollen (Abb. 43)

Die Umlenkrollen haben vier wichtige Funktionen:
1. Umlenkung der Zugkraft von – Gewichten
                                   – Expandern
                                   – Federn.

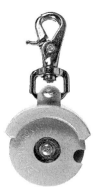

Abb. 43: Umlenkrolle.

Die Abbildung 44 a bis g zeigen Ihnen die prinzipiellen Umlenkmöglichkeiten. Diese bilden die Grundlage für die Rollenmontage in der Medizinischen Trainingstherapie (s. Kap. 8.2).

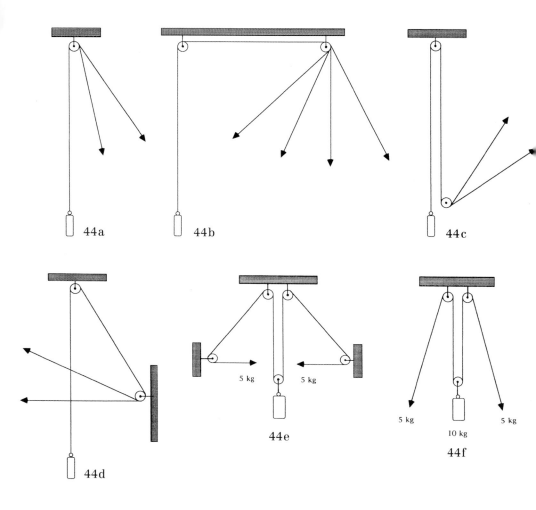

44a

44b

44c

44d

5 kg   5 kg

44e

5 kg   10 kg   5 kg

44f

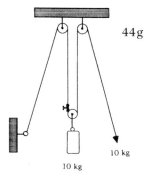

44g

10 kg

10 kg

Abb. 44a–g: Möglichkeiten der Umlenkung von Gewichten: **a)** die einfache Rollenmontage, **b)** die horizontale Doppelrollenmontage, c) die vertikale Doppelrollenmontage, **d)** die Dreiecksrollenmontage. **e)** und **f)** Der Dreifachrollenzug zum Üben von zwei Extremitäten gleichzeitig. Jede Seite übt mit der Hälfte des aufgelegten Gewichts. Eine Seite kann auch alleine üben. **g)** Mit einer Klemme oder einem Knoten an der Rolle kann eine Seite auch mit voller Last üben.

2. *Halbierung* einer vorgegebenen Gewichts-, Expander- oder Federkraft durch Anwendung des Flaschenzugprinzips (Abb. 45a bis c) oder Verdopplung derselben Kraft durch Umkehrung des Flaschenzugprinzips (Abb. 46).
3. Ermöglichung einer *reibungsfreien Rotation* der Extremitäten und der Wirbelsäule (Abb. 202d für die HWS, Abb. 47 für die LWS).
4. Durchführung von kontralateralen reziproken Bewegungen: Die aktive Kniestreckung in Rückenlage z.B. bewirkt eine Kniebeugung im anderen Bein, wenn beide Knieschlingen über zwei Rollen am Deckenteil miteinander verbunden sind.

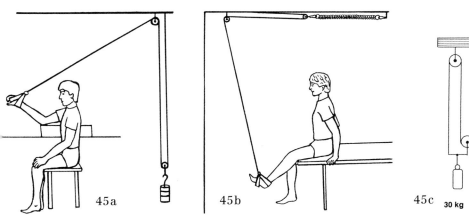

45a 45b 45c **30 kg**

10 kg

Abb. 45a: Halbierung eines Gewichtes durch eine lose Rolle auf der Lastseite.
Abb. 45b: Halbierung einer Federkraft durch eine lose Rolle an der Feder (= Lastseite). – **Abb. 45c:** Drittelung eines Gewichtes.

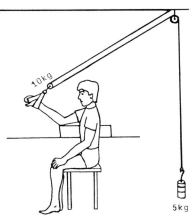

Abb. 46: Verdopplung eines Gewichtes durch eine lose Rolle auf der Zugseite (Umkehrung des Flaschenzugprinzips).
Abb. 47: Ermöglichung der Rotation im Übergang LWS – untere BWS mit einer Rolle.

10 kg

46

5 kg

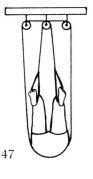

47

37

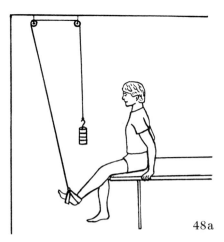

48a

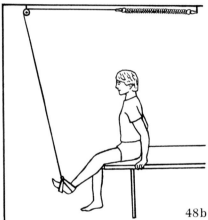

48b

Abb. 48a+b: Ein Gewicht oder eine Feder nimmt ganz oder teilweise die Schwerkraft des Unterschenkels ab und erleichtert dadurch die Kniestreckung, erschwert die Kniebeugung.

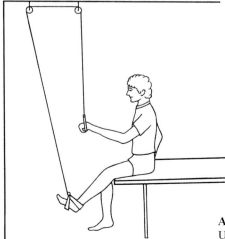

Abb. 49: Üben der Kniestreckung mit Unterstützung der Armkraft.

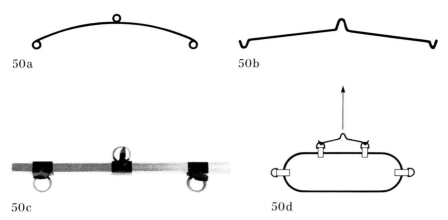

50a   50b

50c   50d

Abb. 50a: Kopfbügel geschlossene Form. – **Abb. 50b:** Kopfbügel offene Form.
Abb. 50c: Variabler Kopfbügel. – **Abb. 50d:** Reduzierung auf einen Zug durch den
Kopfbügel.

5. Erleichterung von schwachen Extremitätenbewegungen *gegen die
   Schwerkraft* mit Hilfe von Gewichten (Abb. 48a) oder anderen kräftigen Extremitäten (Abb. 49)

2.2.5 Kopfbügel

Als Kopfbügel kann man sehr gut den der Glissonschlinge verwenden. Es
gibt verschiedene Formen von Kopfbügeln (Abb. 50a bis c).
Der Kopfbügel findet Anwendung bei:
– der Kopfschlinge (Kap. 8.9.1)
– der Beckenschlinge (Kap. 8.9.2 und 8.9.3)
– der Brustkorbschlinge (Kap. 8.10.4)
In jedem Anwendungsfalle dient er:
– 1. zur Reduktion von zwei Zügen auf einen. Dadurch hat man zwar
   einen Zug gespart, entbehrt aber die Möglichkeit der individuellen
   Regulation auf jeder Seite.
– 2. zur Vermeidung der Kompression durch eine Schlinge, wie es häufig
   bei der Beckenschlinge mit dicken Patienten vorkommt. Von manchen
   Herstellern wird er deshalb auch als »Distanzbügel« bezeichnet.
– 3. zur Mobilisierung der Rotation.

2.2.6 Sonstiges nützliches Zubehör

Der **drehbare Ring** (Abb. 51): Bei starren Aufhängeösen oder Wellengitter leistet der drehbare Ring wertvolle Dienste. Bei axialen Aufhängungen vergrößert er die Aufnahmekapazität für Karabinerhaken und macht durch seine Drehbarkeit die Aufhängung mobil. Ohne ihn könnte man beim Wellengitter nie eine reine axiale Aufhängung mit beispielsweise sechs Karabinerhaken durchführen, da nicht alle sechs in eine Wellengittermasche hineinpassen. Dies führt unweigerlich zu einer Mehrpunktaufhängung.

Der **Handgriff** (Abb. 52): Er dient zur Kräftigung der oberen Extremität, zum anderen kann er bei einer manuellen Traktion an der Traktionsbeckenschlinge oder an der Fußtraktionsmanschette befestigt werden.

Der **Brustkorbfixationsgurt** (Abb. 53) wird benötigt, wenn eine Traktion der LWS durchgeführt wird. Dies ist die einzig effektive Methode, um das Nachrutschen des Oberkörpers zu verhindern. Zur Fixation befestigt man ihn mit zwei Zügen an einer Querstrebe des Seitenteils.

Der **Traktionsgurt** ist ein unentbehrlicher Helfer für eine Traktion, da man mit seiner Hilfe das Körpergewicht des Therapeuten zur Traktion einsetzen kann und er außerdem die Hände fest an den Körperteil des Patienten anpreßt, so daß man zusätzlich noch weniger Haltearbeit aufbringen muß. Daneben kann man ihn auch zur Fixation einsetzen.

Die **Federwaage** (Abb. 54) kann dem Therapeuten sehr gute Dienste leisten, wenn er nicht mit Gewichten arbeitet und doch genau definierte Kräfte mit Zügen, Federn oder Expandern ansetzen will. Wie bereits erläutert, wächst die Zugkraft der Federn und Expander bei Dehnung. Wer will da genau wissen, wieviel Kraft eine Feder z. B. bei doppelter Ruhelänge entwickelt. Zur Anwendung wird die Federwaage *in Serie zum Zug / Expander oder zur Feder geschaltet.*

Das **Lot** – ein einfaches Maurerlot leistet hierbei sehr gute Dienste – sollte man zum exakten Ausloten und zur Kontrolle während der Behandlung in einer axialen Aufhängung immer benutzen. Wie schnell kann eine Asymmetrie in einer axialen Aufhängung dem Patienten »zur Last gelegt« werden, wo doch die Asymmetrie von der unexakten Aufhängung herrührt!

Die **Oberarm- und Oberschenkelmanschette** (Abb. 55) leisten gute Dienste bei der Fixierung dieser Körperteile in einer bestimmten Position mit

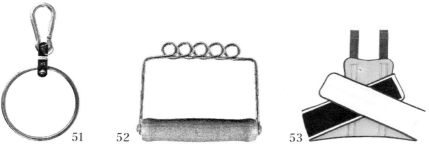

Abb. 51: Drehbarer Ring für Wellengitter. – Abb. 52: Handgriff zur manuellen Traktion oder zum Armtraining. – Abb. 53: Der Brustkorbfixationsgurt.

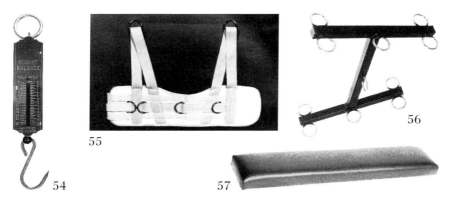

Abb. 54: Federwaage zur Messung einer Zugkraft. – Abb. 55: Oberschenkelfixationsmanschette. – Abb. 56: Beckenkreuz zur Reduzierung von vier Zügen auf einen. – Abb. 57: Unterlagerungsbrett.

Hilfe der divergierenden AP-Verschiebung (s. Abb. 301) und halten das Hüft- bzw. Schultergelenk beim Üben der Rotation unter Traktion exakt in der Bewegungsachse (s. Abb. 303 und 304).

Das *Beckenkreuz* (Abb. 56) reduziert bei einer vierösigen Beckenschlinge die Züge von vier auf einen. Will man die LWS dreidimensional einstellen, kann man zusätzliche Züge anbringen.

Das **Lagerungsbrett** (Abb. 57) kann mehrere wertvolle Dienste leisten: In der Oberkörperaufhängung in Bauchlage und in der Sitzaufhängung dient es zum bequemen Ablegen der Arme und des Kopfes (s. Abb. 124); der Arm oder das Bein kann zur besseren Entspannung in den Schlingen auf dem Brett ruhen (s. Abb. 316), am gestreckten Arm oder Bein verhindert es bei einer axialen Aufhängung die Beugung im Knie oder Ellenbogen, wenn z. B. nicht aktiv gestreckt gehalten werden kann (s. Abb. 102).

Die **Lagerungskissen** (Abb. 58) sind bei Wirbelsäulenaufhängungen ein unerläßliches Hilfsmittel, um die Wirbelsäule in der physiologischen Stellung zu halten und trotzdem bestimmte Wirbelsäulenabschnitte ohne Reibung bewegen zu können. Außerdem erlauben sie beispielsweise das feinfühlige Einstellen der LWS-Lordose in der Becken-Beinaufhängung in Rückenlage. Sie sind so konstruiert, daß sie durch die Last des Patienten nicht ihre Höhe verlieren, aber trotzdem auch nicht zu hart als Unterlage sind. In der Praxis legt man zuerst alle vier Kissen auf die Bank, der Patient legt sich darauf und wenn der entsprechende Wirbelsäulenabschnitt in den Schlingen hängt, läßt man die Bank etwas ab und zieht die entsprechenden Kissen weg. Der Patient bleibt in seiner physiologischen Wirbelsäulenstellung, aber er kann sich jetzt reibungsfrei und hubfrei bewegen. Man vermeidet dadurch das lästige Verrutschen des Patienten an die Bankkante. Die Abbildungen 212 bis 222 zeigen die Kissen in der Anwendung bei Wirbelsäulenaufhängungen.

Die **Fußtraktionsmanschette** (Abb. 59) wird für Knie und Hüfttraktionen benutzt. Sie kann aber auch zum Aufhängen des Unterschenkels in jeder Position benutzt werden.

Die **gespaltene Arm- oder Beinschlinge** (Abb. 60a) dient zur Fixierung von Arm oder Bein – vgl. Abb. 105, 116 und 118.

Eine spezielle **Beckentraktionsschlinge** wird in Abb. 60b gezeigt: Die vier Ösen dienen zum individuellen Einstellen des Beckens in Lordose

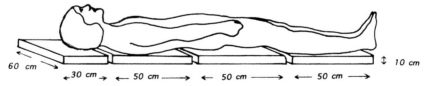

60 cm   ←30 cm→   ← 50 cm →   ← 50 cm →   ← 50 cm →   ↕ 10 cm

Abb. 58: Wirbelsäulenunterlagerungskissen.

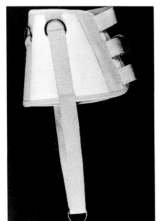

Abb. 59: Fußtraktionsmanschette.

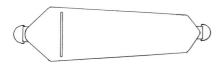

Abb. 60a: Gespaltene Fixierschlinge für Arm oder Bein.

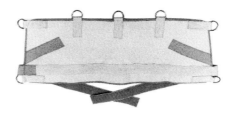

Abb. 60b: Siebenösige Beckentraktionsschlinge.

oder Kyphose (vgl. Abb. 226 a, b). Ein spezieller Klettverschlußmechanismus gibt der Beckenschlinge einen guten Halt am Körper, die Traktionsösen sind so ausgelegt, daß man *sowohl in Lordose als auch in Kyphose trahieren* kann, was die herkömmlichen Traktionsbeckenschlingen *nicht* zulassen. Mit diesen kann man die LWS nicht selektiv in Flexion oder Extension einstellen.

Nicht zuletzt sollte man immer ein paar **Schaumstoffstücke** unterschiedlicher Größe parat haben, mit deren Hilfe man schnell Druckstellen abpolstern kann, denn: Je wohler sich der Patient im Schlingentisch fühlt, desto besser kann er entspannen und desto sympathischer wird ihm dieses Gerät werden.

Am Rande sei noch ein »Zubehör« erwähnt, das zwar nicht direkt etwas mit dem Schlingentisch zu tun hat, aber bei der Behandlung immer mit im Spiel ist: die *Behandlungsbank.*

Auch sie entscheidet ganz wesentlich mit, ob die Schlingentischtherapie auch wirklich dem Therapeuten Zeit und Kraft erspart.

Tips für die Praxis. Die Behandlungsbank sollte zwei Mindestanforderungen genügen: Sie sollte *höhenverstellbar* und in jeder Höhenposition *verschiebbar* sein (Rollhubsystem). Des weiteren sollte sie so konstruiert sein, daß sie während der Höhenverstellung keine horizontale Verschiebung zuläßt. Die meisten Bänke besitzen diese Eigenschaft nicht. Die horizontale Verschiebung bewirkt nämlich eine indirekte Verschiebung des Aufhängepunktes und führt damit wieder zu einer ungenauen Aufhängung.

43

3 Schlingentischtypen und -modelle

Zur Definition:

Schlingentisch*typ*	= charakteristische Konstruktion für einen speziellen Anwendungsbereich
Schlingentisch*modell*	= herstellerbedingte Variation innerhalb eines Schlingentischtyps

Im ersten Kapitel haben Sie bereits die Vorläufermodelle des heutigen Schlingentisches kennengelernt.

Heute existieren sechs verschiedene Schlingentischtypen:
- Standtyp
- Deckentyp
- Wandtyp
- Spanntyp
- Stand-Wandtyp
- Mobiler Typ

3.1 Der Standtyp (Abb. 61 bis 66)

Wenn Sie sich die Modelle der verschiedenen Hersteller auf den folgenden Seiten betrachten, werden Sie feststellen, daß sie sich in einigen markanten Punkten unterscheiden:
- Die Anzahl der Querstreben an Decken- und Seitenteilen ist unterschiedlich.
- Die Anzahl der Aufhängeösen an Decken- und Seitenteilen variiert.
- Die Querstreben an den Seitenteilen sind entweder festgeschweißt oder höhenverstellbar und herausnehmbar. Manchmal bestehen sie sogar aus Wellengitter (Modell Karlsruhe, Gitterkäfig).

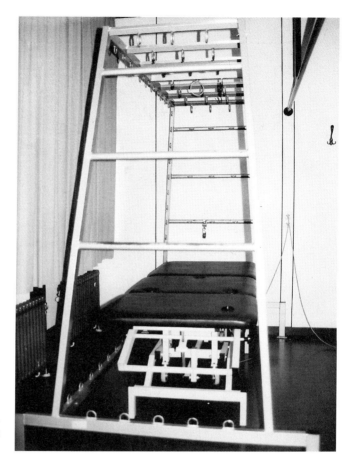

Abb. 61a:
Standschlingentisch
Modell »Marburg« mit
festgeschweißten Ösen
und Querstreben.

Abb. 61b:
Deckenteil von
Modell »Marburg« mit
zentraler drehbarer
Aufhängeöse.

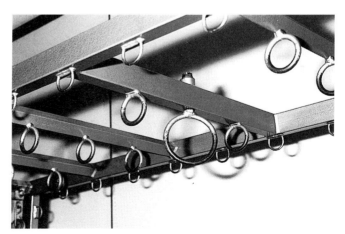

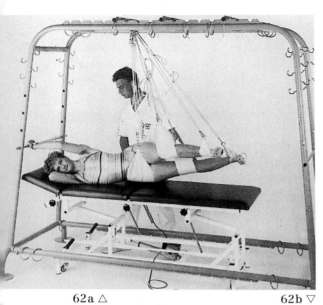

Abb. 62a: Standschlingentisch Modell »Wildbad«.

62a △

62b ▽

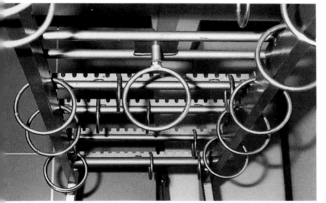

Abb. 62b: Deckenteil von Modell »Wildbad« mit verschiebbarer, drehbarer Aufhängeöse und mobilen Aufhängeringen.

Abb. 62c–d: Weitere Varianten des Modells »Wildbad«.

62c ▽

62d ▽

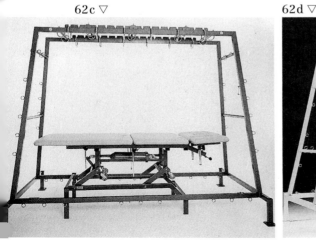

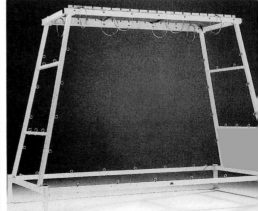

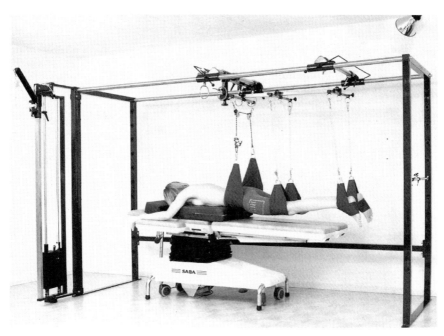

Abb. 63: Standschlingentisch Modell »Krell« mit stufenlos verschieblichen Quertraversen und Wirbelringen.

Abb. 64: Modell »Hanse« mit mobilen Querstreben und Wirbelringen.

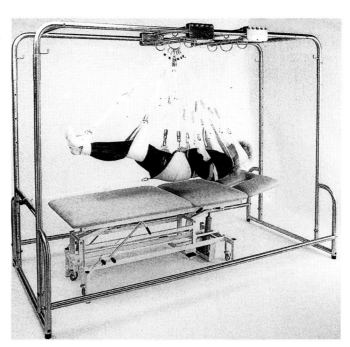

65a ▽

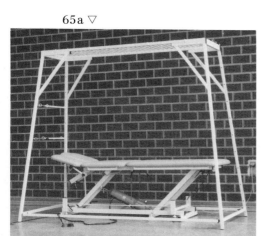

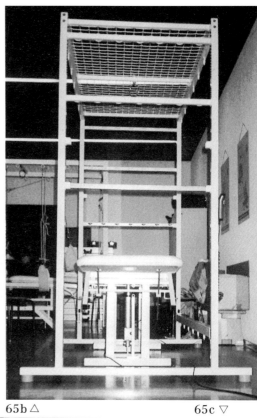

Abb. 65a–c: Stand-
Wellengittermodelle.

65b △

65c ▽

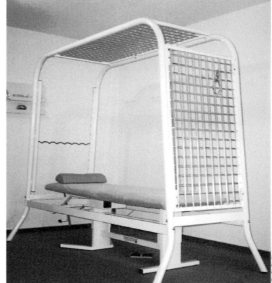

48

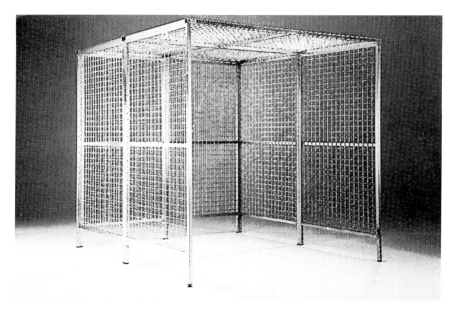

Abb. 66: Der Schlingenkäfig.

- Einige Modelle besitzen in der Mitte einen großen drehbaren Ring zur Ganzkörperaufhängung.
- Grad der Offenheit: Die Behandlungsbank kann entweder gar nicht oder nur nach Entfernung einer Bodenstrebe im Schlingentisch gedreht oder nach einer Seite hin entfernt werden. Einige Modelle bieten Offenheit nach drei oder sogar nach vier Seiten.
- Basis- und Deckenteil sind unterschiedlich breit, ebenfalls variiert die Arbeitshöhe zwischen 2,05 m und 1,80 m.
- Das *Deckenteil* gibt es in *vier* generell unterschiedlichen Ausführungen:
  1. mit festgeschweißten Querstreben und festgeschweißten Ösen: Modell Marburg, Carle
  2. mit Wellengitter: Modell Karlsruhe, Villinger, PINO, Nauheim, Schupp, Frei, BEKA; Gitterkäfig
  3. mit Zahnstangentechnik: Modell Wildbad, System Weiler
  4. mit verschiebbaren Querstreben: Modell Krell, Hanse.

Innerhalb einer Ausführung gibt es wiederum herstellerbedingte Varianten. Allein das Modell Wildbad wird in fünf verschiedenen Varianten hergestellt.

Vorteil des Standtyps: Fixierungsmöglichkeiten nach zwei Seiten hin.
Nachteil: Eingeschränkte Bewegungsfreiheit.

Wer sich einen Standschlingentisch zulegen möchte, sollte auf einige wichtige Punkte achten:

Tips für die Praxis:

- Die Anzahl der Fixierungsmöglichkeiten sollte möglichst groß sein.
- Die Höhe des Schlingentisches sollte nicht 1,90 m überschreiten.
- Rütteln Sie einmal kräftig: das Schlingengerät sollte stabil bleiben.
- Das Deckenteil sollte mindestens 70 cm breit sein, damit genügend Platz für eine laterale AP-Verschiebung vorhanden ist.
- Der Schlingentisch sollte mindestens von drei Seiten her frei zugänglich und die Bank ebenfalls nach mindestens drei Seiten hin frei verschiebbar sein.
- Die Querstreben der Seitenteile sollten Ösen besitzen und von oben bis unten durchgehend mobil einsetzbar sein.
- An den Längsseiten sollte die Möglichkeit bestehen, eine Fixation anzubringen, wie sie z. B. der Fixationsstab oder Multifixateur bieten.
- Der Schlingentisch sollte die Möglichkeit zur Bodenfixierung besitzen.

3.2 Der Deckentyp (Abb. 67)

Um mehr Bewegungsfreiheit rund um die Behandlungsbank herum zu bekommen, griff *M. Holderid* die Idee des Schlingenkäfigs auf und konstruierte einen Deckenschlingentisch aus Wellengitter.

Danach folgten andere Schlingentischhersteller und konstruierten das für ihr Standmodell charakteristische Deckenteil zur Deckenbefestigung um.

Neben dem Wellengitter sind die Deckenteile von Modell Wildbad und Modell Krell am verbreitetsten.

Vorteile des Deckentyps: Bewegungsfreiheit um die Behandlungsbank.

Nachteile: Man benötigt wegen der fehlenden Seitenteile eine zusätzliche Fixierungsmöglichkeit in Form von
- einem Fixationsstab (s. Abb. 297)
- einem Multifixateur (s. Abb. 308)
- einer Wand mit Wellengitter oder einer verschiebbaren Fixierungsleiste.

Wer trotz einer nicht tragfähigen Decke nicht auf die Vorteile eines Deckengerätes verzichten möchte, kann alternativ zwischen zwei anderen Typen wählen: dem *Wand-* oder *Spann*typ.

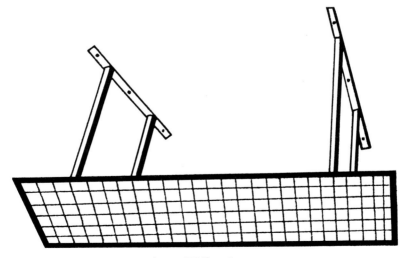

Abb. 67: Der Deckenschlingentisch aus Wellengitter.

51

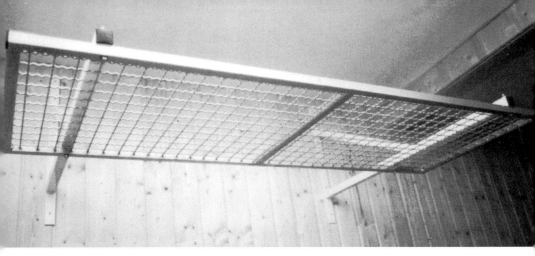

Abb. 68: Der Wandtyp.

3.3 Der Wandtyp (Abb. 68)

Beim Wandtyp wird z. B. das Wellengitter direkt an der Wand mittels
kräftiger Winkeleisen und Streben befestigt.
Vorteil: Man kann die Wand direkt als Fixierungsfläche benutzen und
daher unter Umständen auf einen Fixationsstab wie in Abb. 297 verzichten.
Nachteil: Die Bewegungsfreiheit ist nach einer Seite hin etwas eingeschränkt.

3.4 Der Spanntyp (Abb. 69)

Der Spanntyp bildet eine sehr gute Alternative zum Deckentyp. Hierbei
wird das Deckenteil des Schlingentisches zwischen zwei gegenüberlie-
genden Wänden, sofern sie nicht weiter als 3,5 m voneinander entfernt
liegen, mit Hilfe von zwei Querträgern verspannt.
Vor- und Nachteile: siehe *Decken*typ.

3.5 Der Stand-Wandtyp (Abb. 70)

Den Stand-Wandtyp gibt es in zwei Varianten:
– als feststehende Konstruktion (Abb. 70)
– als wegklappbare Konstruktion (Abb. 71)

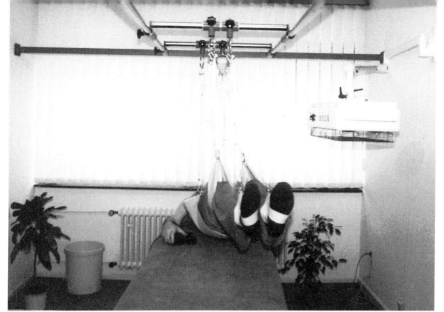

69 △ 70 ▽

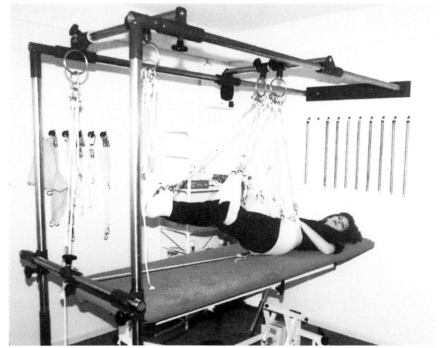

Abb. 69: Der Spanntyp. **Abb. 70:** Der Stand-Wandtyp.

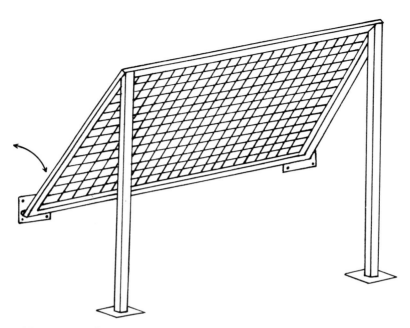

Abb. 71: Der Klapptyp.

Bei diesem Typ werden zwei Stützstreben des Standtyps weggelassen und das Deckenteil direkt an der Wand montiert.

Vorteile: − Bessere Stabilität gegenüber dem Standtyp, sofern dieser nicht am Boden fixiert ist.
− Die Wand kann zur Fixation benutzt werden.
− Bewegungsfreiheit an einem Ende der Bank.

Eine interessante Variante des Stand-Wandtyps stellt die klappbare Version dar. Hierbei werden das Deckenteil und die beiden Stützstreben bei Bedarf von der Wand heruntergeklappt, bei anderweitigem Platzbedarf wieder hochgeklappt.

Vorteil: Platzersparnis.
Nachteil: Stabilität ist eventuell geringfügig verringert.

54

3.6 Der Mobile Typ

Den mobilen Schlingentisch gibt es in zwei verschiedenen Versionen, als
– Bettschlingentisch
– fahrbaren Schlingentisch.

3.6.1 Der Bettschlingentisch (Abb. 72 a)

Um auch bettlägerige Patienten in einer Schlingenaufhängung behandeln zu können, habe ich den Bettschlingentisch konstruiert. Damit entfällt das aufwendige Transportproblem. Das Gerät ist auf jedem Bettgalgen, sofern dieser *oval* ist, montierbar. Die drehbaren Wirbelringe sind komplett mit Zubehör abnehmbar, das Gestell zusammenklappbar und damit sehr leicht zu transportieren.

Vorteil: – Leicht zu transportieren.

Nachteil: – Keine Fixationsmöglichkeiten.

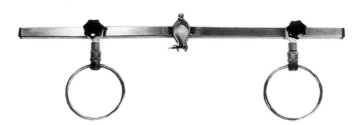

Abb. 72 a: Der Bettschlingentisch.

3.6.2 Der fahrbare Schlingentisch nach Reger

(Abb. 72 b)

Mit diesem Schlingentischtyp kann an jeder Behandlungsbank Schlingentischtherapie durchgeführt werden, allerdings sind hierbei die Möglichkeiten beschränkt. Einfache Aufhängungen können problemlos durchgeführt werden. Die Behandlung von stationären Patienten oder Patienten im Rollstuhl (Abb. 72 b) sind weitere Anwendungsbereiche dieses Schlingentischtyps.

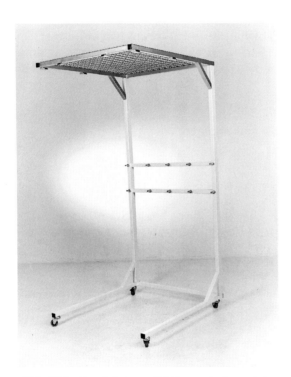

Abb. 72 b: Der fahrbare Schlingentisch nach Reger.

4 Indikationen und Kontraindikationen

Die Indikationen liegen hauptsächlich in den Bereichen Orthopädie, Neurologie und Chirurgie.

Orthopädie

- Arthrosen, bes. Koxarthrose
- HWS-Syndrom
- Zervikobrachialgie
- Ischialgie
- Lumbalgie
- Periarthritis humeroscapularis
- Gelenkkontrakturen
- M. Bechterew
- M. Scheuermann
- Erkrankungen des rheumatischen Formenkreises

Neurologie

- periphere Lähmungen
- Plexusparese
- spinale und neurale Muskelatrophie
- Querschnittlähmung
- Tetraspastik
- Hemiplegie
- Ataxie
- Multiple Sklerose
- Muskeldystrophie
- M. Parkinson

Chirurgie

- postoperative Zustände bei Knie-, Hüft- und Schulteroperationen
- bettlägerige teilbelastbare Patienten
- teilbelastbare Wirbelfrakturen

Kontraindikationen:

- Psychiatrische Erkrankungen (z. B. Klaustrophobie)
- Ausgedehnte Hautverletzungen oder Verbrennungen, Ekzeme
- Ménière-Syndrom
- Schwere Gleichgewichtsstörungen oder Schwindelanfälle
- Schwere Herz-Kreislauf-Insuffizienz

Weiterhin: s. Kap. 12 »Grenzen der Schlingentischtherapie«

5 Gesetzmäßigkeiten der Therapie im Schlingentisch

Bevor man mit dem Schlingentisch arbeitet, sollte man mit den grundlegenden Gesetzmäßigkeiten vertraut sein. Diese benötigt man, um alle späteren Aufhängungen zu verstehen und sie richtig durchzuführen. Es gibt zwei verschiedene Arten von Aufhängungen:

1. Die Ganzkörperaufhängung (Kap. 8.10.1)
   Hier wird der Patient vollständig aufgehängt, so daß er sozusagen in den Schlingen »über der Erde schwebt«.
2. Die Teilaufhängung
   Hier hängt man nur einen Teil des Körpers auf:
   – ein Bein, einen Arm
   – beide Beine, beide Arme
   – Becken und Beine
   – Kopf und Arme
   – Oberkörper und Kopf usw.

Jede dieser Aufhängungen läßt sich wiederum als *Einpunkt-* oder *Mehrpunkt*aufhängung gestalten (s. Tab. 1, S. 76).

Der Aufhängepunkt (= AP)

Denjenigen Punkt am Schlingentischrahmengestell, an dem ein oder mehrere Züge mittels Karabinerhaken aufgehängt werden, bezeichnet man als *Aufhängepunkt = AP*.

Der AP erfüllt zwei wesentliche Funktionen:
1. Das Halten von Körperteilen
2. Ansatzpunkt für Fixation und Traktion

Der AP ist der zentrale Faktor in der Schlingentischtherapie.

Von ihm hängt es ab, ob eine Bewegung erleichtert oder erschwert wird, das Bewegungsausmaß vergrößert oder verkleinert wird, oder ob die Zugkraft auch wirklich in die gewünschte Richtung geht.
Wird der AP falsch gewählt, kann
- statt einer Bewegungserleichterung eine Erschwerung erfolgen,
- das aktive Bewegungsausmaß einer Bewegung falsch beurteilt werden,
- eine Ausgangsposition für Übungen nicht korrekt eingenommen werden,
- eine Traktion in die falsche Richtung gehen,
- ein Gelenk falsch belastet werden.
Eine Aufhängung kann mit *einem* oder *mehreren AP* durchgeführt werden.
Bei *einem AP* werden alle Schlingen in *einer Öse* aufgehängt, bei *mehreren AP* hängt man gewöhnlich *jede Schlinge in einer anderen Öse auf.*
Für welche Möglichkeit man sich entscheidet, hängt von der Anwendung ab. Die nachfolgenden Gesetzmäßigkeiten werden dies verdeutlichen.

Gesetz Nr. 1

Mehrpunktaufhängungen sind stabiler als Einpunktaufhängungen, mehrere AP schränken das Bewegungsausmaß ein.

Jeder AP ist ein Drehpunkt, um den sich die Züge mit dem daran hängenden Körperteil bewegen. Die direkte Verbindungslinie zwischen dem AP und dem bewegten Gelenk bildet die *effektive* Drehachse, um die sich die Extremität letztendlich bewegt.
Die nachfolgenden Betrachtungen beziehen sich auf eine Einpunktaufhängung.
Die Lage des AP kann man im Verhältnis zum bewegenden Gelenk exakt zweidimensional festlegen in
- proximal-distaler Richtung (Rücken- oder Bauchlage)
- mediolateraler (Rücken- oder Bauchlage)
- dorsoventraler Richtung (Seitenlage)
Betrachten wir den Sachverhalt einmal praktisch an folgender Bewegung: Abspreizen des Beines in Rückenlage (Abduktion).
Das bewegte Gelenk ist das Hüftgelenk, die Bewegungsachse steht senkrecht über dem Drehpunkt dieses Gelenks. Sie bildet den Mittelpunkt

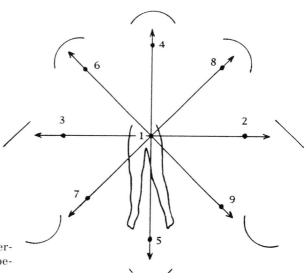

Abb. 73: Möglichkeiten der AP-Verschiebung und ihre Bewegungsebenen.

eines Koordinationskreuzes, das man sich als Gitter über dem Patienten vorstellen kann (Abb. 73). Von hier aus ist der AP in alle Richtungen, diagonal eingeschlossen, verschiebbar.

Je nach Therapieziel ergeben sich beispielsweise folgende Möglichkeiten der AP-Positionierung und die damit verbundenen verschiedenen Bewegungsebenen:

Punkt 1: senkrecht über dem zu bewegenden Gelenk (Gesetz 2)
Punkt 2: lateral von dem zu bewegenden Gelenk (Gesetz 5)
Punkt 3: medial von dem zu bewegenden Gelenk (Gesetz 5)
Punkt 4: proximal von dem zu bewegenden Gelenk (Gesetz 4)
Punkt 5: distal von dem zu bewegenden Gelenk (Gesetz 3)

Kombinationen von Punkt 2 bis 5:

Punkt 6: medial-proximal von dem zu bewegenden Gelenk (Gesetz 4 + 5)
Punkt 7: medial-distal von dem zu bewegenden Gelenk (Gesetz 5 + 3)
Punkt 8: lateral-proximal von dem zu bewegenden Gelenk (Gesetz 4 + 5)
Punkt 9: lateral-distal von dem zu bewegenden Gelenk (Gesetz 5 + 3)

Jede dieser AP – Positionierungen besitzt ihre eigene Gesetzmäßigkeit, welche wir nun im folgenden betrachten wollen.

5.1 Die axiale Aufhängung

(Abb. 74)

Gesetz Nr. 2

Liegt der AP genau senkrecht über der Drehachse eines Gelenks,
- sind beide Bewegungsrichtungen dieses Gelenks in gleicher Weise erleichtert; es kann in beide Richtungen *ohne Schwerkrafteinfluß* = hubfrei bewegt werden;
- findet die Bewegung in einer horizontalen Ebene statt;
- nimmt das bewegte Gelenk automatisch die physiologische Ruhestellung in dieser Ebene ein, die Kräfteverhältnisse der umgebenden Muskulatur und des Bandapparats sind ausgeglichen;
- wird auf das bewegte Gelenk ein Druck ausgeübt.

Die Druckwirkung auf das Gelenk läßt sich geometrisch bzw. vektoranalytisch ableiten (Abb. 75 a, b):
Die Schwerkraft G wirkt senkrecht auf das Bein. Da das Bein von den Zügen gehalten wird, teilt sich die einwirkende Schwerkraft auf die Teilkräfte F 1, F 2 und F 3 auf. Die Teilkräfte F 1 und F 2 wirken nach oben in Richtung AP, weil sie ja das Bein halten müssen. Die Kraft F 2 ist hierbei relativ unbedeutend, da F 1 alleine ausreichen würde, das Bein zu halten. Die Kraft F 3 wirkt als Druck auf das Gelenk H.

Die Größe des Drucks wird nach Abb. 76 von *zwei* wesentlichen Faktoren bestimmt:
- dem Winkel α des distalen Zuges zur Horizontalen
- dem Gewicht G der an den Zügen hängenden Extremität.

Der Winkel α wiederum wird von *zwei* Faktoren bestimmt:
- der Länge der aufgehängten Extremität λ
- der Höhe des Aufhängepunktes h

Also gilt: Der Druck auf ein bewegtes Gelenk oder auf einen Wirbelsäulenabschnitt ist bei einer axialen Aufhängung um so *geringer,* je
- *höher* der Aufhängepunkt ist und
- *kürzer* und *leichter* die aufgehängten Körperteile sind.

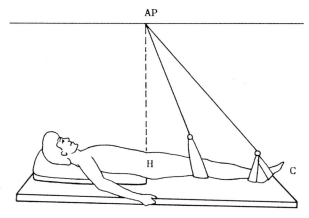

Abb. 74: Axiale Aufhängung: Der AP ist lotrecht über dem Hüftgelenk.

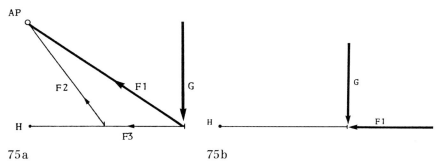

75a   75b

Abb. 75a: Kräfteverteilung bei axialer Aufhängung: Druckwirkung auf das Gelenk H. – **Abb. 75b:** Das Bein kann gegen die Schwerkraft G alleine durch die Druckwirkung der Kraft F1 gehalten werden.

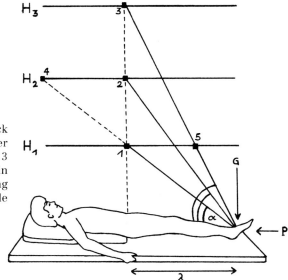

Abb. 76: Einflußgrößen für den Druck in einer axialen Aufhängung: Der axialen Aufhängung auf der Höhe H 3 entspricht eine distale Aufhängung in Punkt 5, einer axialen Aufhängung auf der Höhe H 1 aber eine proximale Aufhängung in Punkt 4.

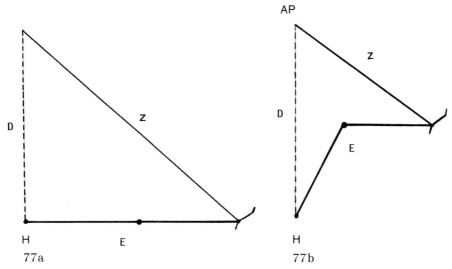

77a   77b

Abb. 77a+b: Dreiecksmodell einer axialen Aufhängung: Egal, ob die Extremität gebeugt oder gestreckt ist, hoch oder tief hängt, die Bewegungsebene wird durch die Stellung der effektiven Drehachse **D** bestimmt.

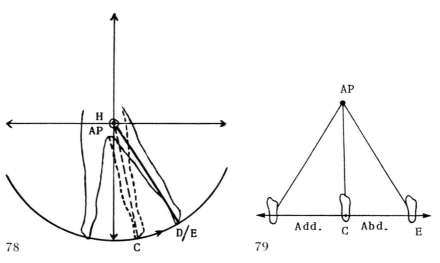

78   79

Abb. 78: Ab- und Adduktion von ventral gesehen. H = Drehpunkt des Hüftgelenks, AP = Aufhängepunkt als Drehpunkt, gestrichelte Linie = Ruhestellung des Beins mit Seilzug, C = Ausgangsstellung, D/E = Abduktionsstellung.
Abb. 79: Ab- und Adduktion axial vom Fußende her gesehen.

Jede Aufhängung läßt sich als *Dreieck* (Abb. 77a, b) betrachten, dessen drei Seiten gebildet werden von:
- der aufgehängten Extremität E
- dem distalen Zug Z
- der Verbindungslinie zwischen AP und bewegtem Gelenk = *effektive Drehachse D*

Die *effektive* Drehachse, um die sich das Bein in diesem Falle bewegt, steht bei der axialen Aufhängung *senkrecht* im Raum.

Also muß sich das Bein in Abb. 74 auf einer *horizontalen* Ebene bewegen (vgl. Abb. 79).

Abb. 78 zeigt, daß der distale Zug zum Fuß H – D/E den gleichen Radius um den AP beschreibt wie der Fuß um das Hüftgelenk. Auch diese Betrachtungsweise bestätigt die horizontale Bewegungsebene.

Anwendung: – Kräftigung von schweren bis mittleren Lähmungen und Muskeldystrophien
              – Bewegungsschulung bei schlaffer Hemiplegie
              – Ataxie: Koordinationsschulung in einer Ebene
              – M. Parkinson: Bewegungserleichterung
              – Isometrie zur Gelenk- und Wirbelsäulenstabilisation
              – Hubfreie Mobilisation
              – Exakte Muskelstatus- und Beweglichkeitsüberprüfung
              – Mobile Traktionen

Wird man den AP nun nach distal, proximal oder medial/lateral verlagern, neigt sich entsprechend die effektive Drehachse nach distal, proximal oder medial/lateral und die entsprechende Extremität wird sich nicht mehr horizontal bewegen (Abb. 80, 83, 85, 88, 89, 91). Somit wirkt sich in mehr oder minder starkem Ausmaß die Schwerkraft auf die Bewegung aus.

Mit der Verschiebung des AP *von* der Drehachse des bewegten Gelenks *weg* hat man die Möglichkeit, in feinster Dosierung die Schwerkraft auf eine Bewegung einwirken zu lassen, im Sinne einer Erleichterung oder Erschwerung.

Die nachfolgenden Gesetzmäßigkeiten werden dies verdeutlichen.

5.2 Die distale Einpunktaufhängung

(Abb. 80)

Definition: Distal bezeichnet in diesem Zusammenhang die Richtung von der Drehachse des bewegten Gelenks oder Wirbelsäulenabschnitts weg in Richtung bewegten Körperteil (Punctum mobile), proximal die Richtung auf diese Drehachse zu oder über sie hinaus zum stabilen Körperteil hin (Punctum fixum).

Achtung: Bei einer Oberkörperaufhängung zum Beispiel geht die *distale* AP-Verschiebung nach *kranial,* weil sie sich von der Drehachse und damit vom Punctum fixum entfernt.

Gesetz Nr. 3

Je *distaler* ein AP von der Drehachse des zu bewegenden Gelenks oder Wirbelsäulenabschnitts entfernt liegt, desto
- *konkaver* (nach unten gekrümmt) wird die Bewegungsebene;
- leichter wird der Rückweg zur Ausgangsstellung (Bewegung *mit* der Schwerkraft);
- schwerer wird die Bewegung aus der Ausgangsstellung in beide Richtungen (Bewegung *gegen* Schwerkraft);
- größer ist die Bewegungseinschränkung nach beiden Seiten und dadurch um so stabiler die Aufhängung.

Sobald sich der AP distal von den Schlingen befindet, wirkt auf das bewegte Gelenk ein Zug, der mit zunehmender Entfernung von den Schlingen größer wird.

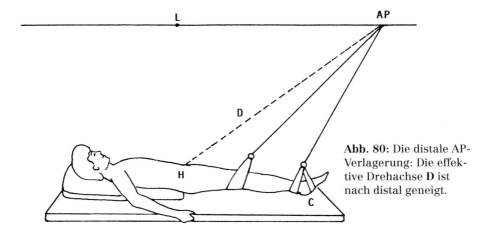

Abb. 80: Die distale AP-Verlagerung: Die effektive Drehachse **D** ist nach distal geneigt.

Abb. 81: Die Bewegungsebene bei distaler AP-Verlagerung als Mischung von horizontaler und vertikaler Ebene. C = Ruhestellung des Beins.

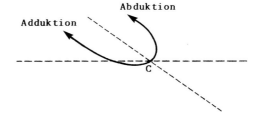

Die Erklärung für die konkave Bewegungsebene verdeutlicht die Abbildung 82.

Nach Abb. 80 muß sich der Fuß als Spitze des Dreieckmodells um die nach *distal* geneigte Drehachse D bewegen und beschreibt dadurch einen nach unten geneigten Halbkreis (Abb. 81).

Wie aus Abb. 82 zu ersehen ist, befindet sich in der Abduktionsstellung E der Fuß im Punkt E, die Fußschlinge wegen des kleineren Bewegungsradius aber im Punkt D. Im Verhältnis zum Bein ist in dieser Abduktionsstellung der Zug AP-D_1 um die Strecke D_1-E »zu kurz«, das Bein weicht um den Betrag D_1-E nach oben in die Vertikale aus, um jedem Drehpunkt gerecht zu werden. Vom Fußende her gesehen beschreibt der Fuß einen Halbkreis mit der Krümmung nach unten (konkav), wie Abb. 83 zeigt. Das gleiche gilt für die Aufhängepunktverschiebung AP_2.

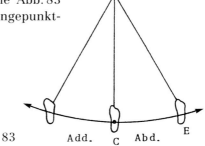

83   Add.   C   Abd.   E

Abb. 82: Die Abduktion bei der distalen AP-Verlagerung von ventral gesehen: A = Bewegungsradius des Beines, B = Bewegungsradius des Seilzuges mit der distalen Schlinge. Der AP kann sowohl zwischen dem Hüftgelenk H und dem Fuß liegen als auch distal des Fußes.

Abb. 83: Ab- und Adduktion bei distaler AP-Verlagerung vom Fußende her gesehen: Der Fuß beschreibt einen Halbkreis mit der Krümmung nach unten (konkav).

82

67

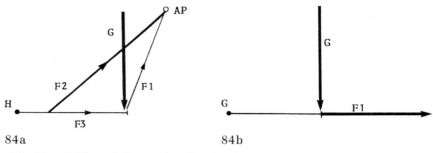

84a   84b

Abb. 84a: Kräfteverhältnisse bei der distalen AP-Verlagerung: F 3 als resultierende Zugwirkung auf das Gelenk **H**. – **Abb. 84b:** Das Bein kann gegen die Schwerkraft G alleine durch die Zugwirkung der Kraft F 1 gehalten werden.

Die gleichen Gesetzmäßigkeiten gelten auch für die *distale Mehrpunktaufhängung (Abb. 93 a, b).*

Anwendung: – Dauertraktion auf schmerzhafte Gelenke
– Exzentrisches und konzentrisches Training von Muskeln, die *von* der Ruhestellung *weg* bewegen

5.3 Die proximale Einpunktaufhängung
(Abb. 85)

Gesetz Nr. 4

Je *proximaler* ein AP von der Drehachse des zu bewegenden Gelenks oder Wirbelsäulenabschnitts liegt, desto
– konvexer (nach oben gekrümmt) wird die Bewegungsebene;
– leichter werden die Bewegungen in beide Richtungen von der Ausgangsstellung weg (Bewegung *mit* der Schwerkraft) und um so instabiler wird die Aufhängung;
– schwerer werden die Bewegungen zur Ausgangsstellung zurück (Bewegung *gegen* die Schwerkraft);
– größer ist die Druckwirkung auf das bewegte Gelenk oder den bewegten Wirbelsäulenabschnitt.

Die konvexe Bewegungsebene erklärt sich wiederum aus zwei Modellen:

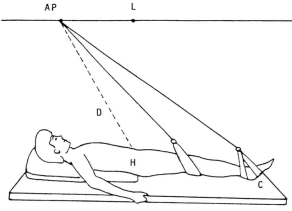

Abb. 85: Die proximale AP-Verlagerung: Die effektive Drehachse **D** ist nach proximal geneigt.

Nach Abb. 85 muß sich der Fuß um eine nach *proximal* geneigte Drehachse D bewegen und beschreibt dadurch einen nach oben gerichteten Halbkreis (Abb. 86).

Abb. 87 zeigt, daß das Bein in der Abduktionsstellung E im Verhältnis zum Zug um die Strecke D–E »zu kurz« ist, weil es einen kleineren Bewegungsradius beschreibt. Dies führt dazu, daß das Bein bei Abduktion nach unten in die Vertikale ausweicht (Abb. 88).

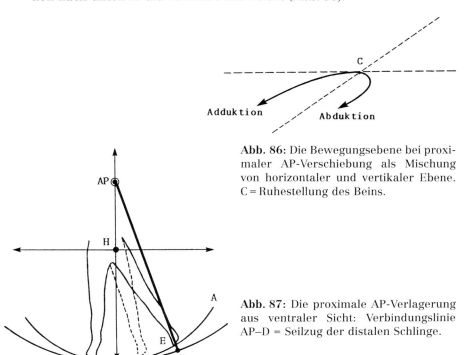

Abb. 86: Die Bewegungsebene bei proximaler AP-Verschiebung als Mischung von horizontaler und vertikaler Ebene. C = Ruhestellung des Beins.

Abb. 87: Die proximale AP-Verlagerung aus ventraler Sicht: Verbindungslinie AP–D = Seilzug der distalen Schlinge.

69

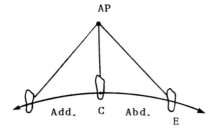

Abb. 88: Ab- und Adduktion bei proximaler AP-Verlagerung vom Fußende her gesehen: Der Fuß beschreibt einen Halbkreis mit Krümmung nach oben (konvex).

Anwendung: – Erleichterung von Bewegungen aus der Ruhestellung nach beiden Seiten hin
– Mobilisation einer Bewegungsrichtung
– Exzentrisches und konzentrisches Training der Muskeln, die zur Ausgangsstellung hin bewegen
– Leichte Muskeldehnlagerung
– Stabilisierung von Gelenken unter Approximation

5.4 Die mediolaterale Einpunktaufhängung

(Abb. 89)

Gesetz Nr. 5

Wird ein AP *in* eine Bewegungsrichtung *hinein* verlagert, ist
– die Bewegung in Richtung AP erleichtert;
– die entgegengesetzte Richtung erschwert (Bewegung gegen die Schwerkraft);
– die Bewegungsebene in Richtung AP nach unten hin abfallend.

Da es auch hierbei wieder zwei verschiedene Drehpunkte gibt, bleibt die Bewegung nicht mehr horizontal, sondern weicht im Sinne einer *schrägen Ebene,* die zum AP hin nach unten abfällt, aus.
So wird nach Abb. 89 das Bein bei Abduktion zusätzlich in die Extension gehen, und zwar nach Abb. 90 um den Betrag E–D. In dieser Abduktionsstellung ist wie bei der distalen AP-Verschiebung der distale Zug »zu lang«, das Bein weicht nach unten im Sinne einer schrägen Ebene aus (Abb. 91).

70

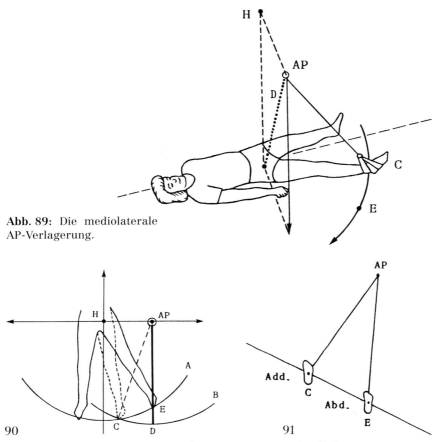

Abb. 89: Die mediolaterale AP-Verlagerung.

90   91

Abb. 90: Die mediolaterale AP-Verlagerung aus ventraler Sicht.
Abb. 91: Die mediolaterale AP-Verlagerung vom Fußende her gesehen: Die Bewegungsebene fällt zum AP hin ab.

Anwendung: – Leichte Dehnlagerung
                – Erleichterung einer Bewegung von der Ruhestellung weg
                – Exzentrisches und konzentrisches Muskeltraining für die Muskeln, die zur Ruhestellung hin bewegen
                – Mobilisation von zwei Bewegungsrichtungen gleichzeitig, z. B. Abduktion und Extension im Hüftgelenk in Rückenlage
                – Korrektur einer Lagerung

Die nachfolgenden Aufhängetypen beziehen sich auf eine *Mehrpunktaufhängung*.

5.5 Die diagonale Einpunktaufhängung

Hier handelt es sich um eine Kombination von einer *proximal-distalen* und einer *mediolateralen* AP-Verlagerung (vgl. Abb. 73 die Punkte 6, 7, 8, 9).

Anwendung: – Verstärkung einer gewünschten Bewegungsrichtung z. B. bei Hüftabduktion durch kraniolaterale AP-Verschiebung
– Korrektur einer bereits bestehenden Aufhängung

5.6 Die neutrale Aufhängung (Abb. 92)

> Gesetz Nr. 6
> Liegen bei einer Mehrpunktaufhängung die AP senkrecht über den zugehörigen Schlingen,
> – herrschen weder Zug noch Druck auf die Gelenke;
> – ist die Bewegungsebene konkav, es muß nach beiden Seiten gegen Schwerkraft bewegt werden;
> – ist das Bewegungsausmaß nach beiden Seiten eingeschränkt.

Die Krümmung der Bewegungsebene nach unten (konkav) läßt sich durch die Lage der AP erklären: beide liegen *distal* von dem bewegten Gelenk – s. Gesetz Nr. 3. Abb. 92 zeigt, daß diese Aufhängung *zwei nach distal geneigte* Drehachsen besitzt, eine für die proximale und eine für die distale Schlinge. Die Tatsache, daß die proximale Schlinge mit zunehmender Entfernung von der Ausgangsstellung – in diesem Falle bei Abduktion – *locker* wird, zeigt eine weitere wichtige Gesetzmäßigkeit:

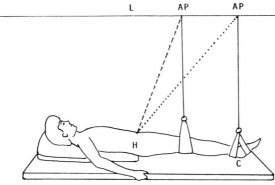

Abb. 92: Die neutrale Aufhängung mit zwei AP senkrecht über den Schlingen.

> Gesetz Nr. 7
>
> In einer Mehrpunktaufhängung bestimmt der distalste Aufhänge-
> punkt die Bewegungsebene.

So könnte man sich in der neutralen Aufhängung prinzipiell die proximale Schlinge sparen, sie hat keinerlei Einfluß auf die Bewegung. Sie hat
nur eine Unterstützungsfunktion für das mittlere Gelenk.

Anwendung: – Entlastende Lagerung zur Schmerzlinderung
             – Ausgangsstellung für stationäre Traktionen
             – Exzentrisches und konzentrisches Training der Mus-
                 keln, die *von der Ruhestellung weg bewegen*

5.7 Die distale Mehrpunktaufhängung
(Abb. 93 a, b)

Hier gelten die gleichen Gesetzmäßigkeiten wie bei der *distalen Einpunktaufhängung,* s. dort. Da die Schlinge am Kniegelenk in Abb. 80 und
93 a immer wieder abrutscht, ist die Variante, wie sie in Abb. 93 b gezeigt
wird, sinnvoller und den beiden anderen vorzuziehen.

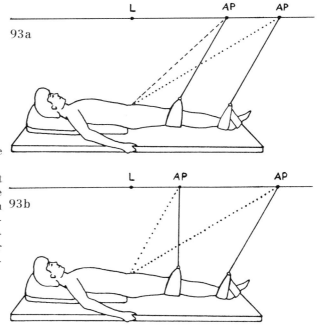

Abb. 93a+b: Die distale
Mehrpunktaufhängung.
Vorteil der Variante b liegt
darin, daß die Knieschlinge
hierbei nicht abrutschen
kann. Die Bewegungs-
ebene ist bei beiden Va-
rianten gleich, da immer
der distalste AP die Bewegungsebene bestimmt.

5.8 Die divergierende Mehrpunktaufhängung
(Abb. 94)

Gesetz Nr. 8

Werden zwei AP in mediolateraler oder ventrodorsaler Richtung *gegensinnig* verlagert, wird die entsprechende Aufhängung stabilisiert. Je größer der Winkel β der divergierenden Züge ist, desto größer ist die Bewegungseinschränkung und damit die Stabilität. Bei einem Winkel von β = 180 Grad ist die größtmögliche Stabilität erreicht.

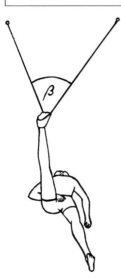

Anwendung:
– Fixierung von Körperteilen z. B.:
   • das Becken in Seitenlage (s. Abb. 298),
   • den Oberarm oder Oberschenkel bei Ellenbogen- oder Knieflexion/-extension (s. Abb. 301, 302)
– Herstellung einer speziellen dreidimensionalen Lagerung z. B. bei Koxarthrose (s. Abb. 310)

Abb. 94: Die divergierende Mehrpunktaufhängung: Je größer der Winkel β, desto stabiler ist die Aufhängung.

5.9 Die axiale Mehrpunktaufhängung
(Abb. 95)

Die axiale Mehrpunktaufhängung ist eine Kombination von einer *axialen* und einer *neutralen* Aufhängung, wobei die Vorteile jeder Aufhängung kombiniert, deren Nachteile aber eliminiert sind.

Als *Nachteil* der *axialen Aufhängung* gilt der bei einer Wirbelsäulenbehandlung oder einem arthrotischen Gelenk nicht zu akzeptierende Druck.

74

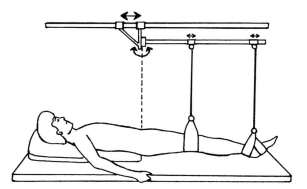

Abb. 95: Die axiale Mehrpunktaufhängung mit dem Dekompressionsstab.

Der *Nachteil* der *neutralen Aufhängung* besteht in der eingeschränkten Beweglichkeit und der konkaven Bewegungsebene: zu einer LWS-Lateralflexion z. B. kommt hierbei eine Flexionskomponente hinzu. Diese ist aber bei Bandscheibenpatienten häufig nicht gewünscht.

Durch die Anwendung des Dekompressionsstabes, welcher in Kap. 10.3 beschrieben wird, kann die Bewegungsebene exakt horizontal eingestellt werden, ohne daß ein Druck auf ein Gelenk oder auf einen Wirbelsäulenabschnitt wie bei der axialen Aufhängung entsteht.

Anwendung: – Kompressionsfreies, hubfreies Bewegen von Gelenken und Wirbelsäulenabschnitten

                – Gleichzeitiges hubfreies Bewegen in zwei Gelenken (s. Abb. 107)

Die Übersicht in Tab. 1 stellt noch einmal die Aufhängemöglichkeiten dar.

> *Entscheidend für die Auswahl des Aufhängetyps ist die Therapie. Therapieziel und Aufhängetyp dürfen sich in keiner Weise widersprechen. Darin besteht die Kunst einer guten Schlingentischtherapie.*

Tips für die Praxis:

- Benutzen Sie einen Seilzug oder noch besser ein Maurerlot zum exakten Bestimmen des AP.
- Lassen Sie das Lot während der Behandlung hängen, damit jedes Abweichen vom Lot sofort erkannt werden kann. Das Lot oder der als Lot fungierende Karabinerhaken sollte nicht zu hoch hängen, da dann die optische Kontrolle nicht mehr exakt genug ist.

Als Hilfe für die axialen Aufhängungen schlage ich besonders für Anfänger folgenden »Strategieplan« vor:

75

1. Welche Bewegung soll der Patient durchführen?
2. In welchem Gelenk findet diese Bewegung statt?
3. Wie steht die dazugehörige Bewegungsachse im Raum?
4. Welche Ausgangsposition muß der Patient einnehmen, damit sich die betreffende Bewegungsachse senkrecht im Raum befindet?

Haben Sie die Position gefunden, brauchen Sie nur noch auszuloten und die Schlingen im AP lotrecht zur Bewegungsachse aufhängen. Wenn der AP nicht gleich »stimmt«, soll der Patient etwas verrutschen oder man verschiebt die Bank.

Tips für die Praxis: Lassen Sie einen Zug ohne Schlinge hängen, damit

Sie immer wieder kontrollieren können, ob der Patient während der Behandlung vom Lot abweicht. Der Karabinerhaken des als Lot fungierenden Zugs sollte sich dicht über dem Gelenk befinden. Hängt der Zug zu hoch, ist die optische Kontrolle nicht mehr exakt genug.

Tab. 1

Einpunktaufhängung		Mehrpunkt- aufhängung	Axiale Mehrpunkt- aufhängung
= fast immer mobil		= stabil	= mobil
Axiale Aufhängung		**Neutrale Aufhängung**	
Proximal-distale	AP-Verlagerung	Distale	Neutrale
Mediolaterale	AP-Verlagerung	AP-Verlagerung	AP-Positionierung
Diagonale	AP-Verlagerung	Divergierende	Distale
		AP-Verlagerung	AP-Positionierung

Merksätze:

1. Die Lage der AP zur Drehachse eines bewegten Gelenks oder Wirbelsäulenabschnitts bestimmt die *Bewegungsebene,* die Lage der AP zu den zugehörigen Schlingen bestimmt über die *Kräfte* auf das bewegte Gelenk bzw. auf die aufgehängte Extremität: distal: Zug, proximal: Druck, medial-lateral: Scherkraft.
2. Je *distaler* der distalste Zug von der Drehachse eines Gelenks entfernt liegt, desto *stabiler* wird eine Aufhängung, je *proximaler* dieser Zug liegt, desto *instabiler* wird die entsprechende Aufhängung.

6 Vorteile der Therapie im Schlingentisch

Die Vorteile der Schlingentischtherapie kann man in einem Punkt zusammenfassen:

Arbeitserleichterung

Für den Therapeuten

Arbeitserleichterung

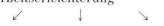

Hände frei   Zeitersparnis   Kraftersparnis

Für den Patienten

Bewegungserleichterung
Gefühl der Sicherheit

Nachfolgend möchte ich dieses näher erläutern:

1. Dem Patienten können im Schlingentisch alle Bewegungen erleichtert werden, da er sich bei entsprechender Aufhängung ohne Schwerkraft und Reibung bewegen kann. Dies bedeutet gerade für Patienten mit schweren Lähmungen ein Erfolgserlebnis.

   Will man die Anforderung an den Muskel zum Auftrainieren steigern, kann man den AP aus dem Lot in alle vier Richtungen verschieben (s. Abb. 73), wodurch die Schwerkraft wieder teilweise wirksam wird (Gesetze 3 bis 5).

2. Der Patient kann sich zum Teil zusätzlich selbst »therapieren«:
   - Kräftigung mit Expandern
   - Entspannung in Federn
   - Dehnung von Muskelgruppen

Diese Zeitersparnis kann der Therapeut für einen anderen Patienten nutzen oder sich mit dem Befund des Patienten befassen.

3. Bewegungen können durch die Bindung an eine Ebene sehr exakt ausgeführt werden. Deshalb werden Ausweichbewegungen sehr schnell erkannt. Man kann diese mit Gurten oder Schlingen wirkungsvoll ausschalten. Ebenfalls erlaubt das Bewegen im Schlingentisch ein sehr gutes Erkennen der Muskelkraft, Gelenkbeweglichkeit und Koordination (s. dazu Kap. 9 »Funktionelle Untersuchungen«).

4. Federn, Expander oder Gewichte ersetzen ganz oder teilweise die Kraft des Therapeuten.

5. Da die Schlingen die Haltefunktion der Körperteile des Patienten übernehmen, hat der Therapeut die Hände frei für andere Aktivitäten wie zum Beispiel:

Tasten	Führungswiderstände setzen
Fixieren (zusätzlich)	Massagegriffe anwenden
Vibrieren	Ausweichbewegung verhindern
Unterstützung geben	Reize setzen usw.

6. Mit einer Therapieform im Schlingentisch läßt sich meist noch eine andere kombinieren:

Während einer Dehnlagerung kann z. B. Heiße Rolle oder Fango appliziert werden, mit einer Aufhängung für Entspannung kann eine Massage verknüpft werden, mit einer Dauertraktion kann Elektrotherapie verbunden werden, usw.

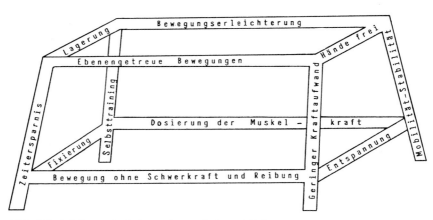

Abb. 96: Schlingentischtherapie »auf einen Blick«.

7 Standardaufhängungen für Bewegungen ohne Schwerkrafteinfluß

Bei den folgenden Aufhängungen wird der AP senkrecht über dem Drehpunkt einer bestimmten Bewegung gewählt. Hier gelten die Regeln von Gesetz Nr. 2. Wird der Dekompressionsstab eingesetzt, ist dessen Drehachse senkrecht über dem betreffenden Gelenk zu wählen, und die Züge sind senkrecht über den Schlingen aufzuhängen.

7.1 Aufhängungen für die Extremitäten

7.1.1 Hüftgelenk (Abb. 97 bis 104)

1. Abduktion und Adduktion

Therapieposition: Rückenlage
Aufhängepunkt: Mitte der Leistenbeuge
Schlingenbesteck: 1 Fußschlinge
    1 Beinschlinge
    2 Züge oder 2 Federn
Anwendung:
- Traktion des Hüftgelenks in physiologischer oder aktueller Ruhestellung,
- Mobilisation der Abduktion,
- Entspannung des Beines unter Verwendung von Federn,
- Bewegungsschulung bei Ataxie und Hemiplegie in der schlaffen Phase,
- Statische und dynamische Kräftigung der Ab- und Adduktoren nach Operationen,

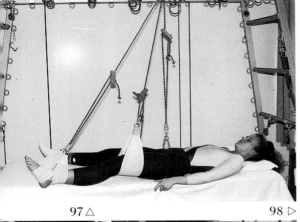

97 △

98 ▷

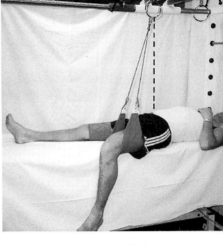

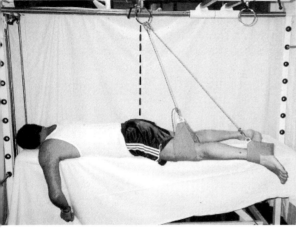

99 △

Abb. 97: Ab- und Adduktion im Hüftgelenk ohne Eigenschwere. Ein Seilzug dient zur Lotkontrolle des AP.

Abb. 98: Abduktion im Hüftgelenk ohne Eigenschwere mit kurzem Hebelarm.

Abb. 99: Hüftabduktion in Bauchlage mit überhängendem Bein: Der Patient kann bei Hüftextension nicht in die Flexion ausweichen, wenn zusätzlich ein Gurt um das Becken des Patienten gelegt wird.

- Kräftigung der Ab- und Adduktoren bei Glutaeus superior- oder Obturatoriusparese,
- Beinkräftigung bei Paraplegie und Multipler Sklerose.

Ausweichbewegungen:	– Gleichseitiges Beckenhochziehen bei Abduktion (Lateralflexion in der LWS),
	– Rotation der LWS,
	– Lordosierung der LWS.
Gegenmaßnahmen:	– Das Becken manuell oder mit Gurt fixieren zur Vermeidung einer Beckenrotation.
	– Das andere Bein maximal abduzieren oder vom anderen Fuß her Druck nach kranial

ausüben, um bei Abduktion das Becken in Mittelstellung zu fixieren.

- Das abduzierte Bein zusätzlich nach unten in Verlängerung des Unterschenkels herausschieben.
- Die Beinschlinge sollte in der Kniekehle liegen, um das Knie vor Überstreckung zu sichern.
- Um bei Abduktion nur die kleinen Glutaeen anzusprechen und nicht den Tensor fasciae latae, sollte das Bein möglichst weit in Hüftextension aufgehängt sein.
- Um die Reibung des Beines auf der Bank zu verhindern, kann man den Patienten soweit an die Bankkante legen, daß das aufgehängte Bein in die Extension überhängt oder der Oberkörper wird bis zum Gesäß mit Kissen unterlagert.
- Zur zusätzlichen Entstauung während des Übens kann man das Bein mehr in Hüftflexion aufhängen, der Fuß sollte dabei höher als das Knie sein. *Die Höhe des aufgehängten Beins hat keinen Einfluß auf die Bewegungsebene.*
- Beim Üben der Ab- Adduktion sollte, wenn möglich, der Fuß hochgezogen werden. Dies kann die Bewegungen im Sinne des Overflows verstärken. Grundspannung (Gesäß und Bauch anspannen) wirkt sich günstig auf die Sicherung des Beckens aus.
- Zum Erschweren der Bewegungen kann der AP nach medial bzw. lateral verschoben werden. Verwendet man dabei noch eine angemessen starke Feder, kann der Patient bei Ab- und Adduktion noch zusätzlich in die Hüftextension anspannen.

Übungen:
- zur Lähmungsbehandlung: Kap. 8.1
- zur Schmerzbehandlung: Kap. 8.6
- zur Mobilisation: Kap. 8.5.

2. Flexion und Extension

Diese Bewegungen können mit kurzem Hebelarm (= gebeugtes Kniegelenk) oder mit langem Hebelarm (= gestrecktes Kniegelenk) durchgeführt werden. Beide Möglichkeiten haben Vor- und Nachteile.

> Gesetz Nr. 9
>
> Mit langem Hebelarm kann man beim Pendeln leichter Schwung holen und damit das Bewegungsausmaß vergrößern. Der Beginn der Bewegung und das Halten in der Endstellung bzw. Zielstellung ist aber erschwert. Für kurzen Hebelarm gilt das Gegenteil. Das volle Bewegungsausmaß jeweils einer Bewegungsrichtung kann aber durch die extreme Dehnung eines zweigelenkigen Muskels erschwert werden.

So ist zum Beispiel die Hüftextension bei gebeugtem Knie wegen der Dehnung des Rektus femoris, die Hüftflexion mit gestrecktem Knie durch die Dehnung der ischiokruralen Muskulatur erschwert.

Therapieposition: Seitenlage
Aufhängepunkt: Etwa in der Mitte zwischen Beckenkamm und Trochanter major.
Schlingenbesteck: wie bei 7.1.1.1
Anwendung:
– Kräftigung der Hüftflexion oder -extension bei Femoralis- oder Glutaeus inferiorparese,
– bei Paraplegie, Multipler Sklerose, Hemiplegie in der schlaffen Phase,
– bei Koxarthrose: Traktion in Ruhestellung zur Schmerz- und Kontrakturbehandlung (s. Abb. 191 a, b),
– Entspannung des Beins unter Verwendung von Federn,
– Ausgangsposition für Iliopsoas-, Rektus- und Ischiokruralendehnung (s. Kap. 8.4),
– postoperative dynamische und statische Kräftigung,
– Stabilisierung der LWS vom Bein her.
Ausweichbewegungen: – LWS-Lordosierung bei Hüftextension,
– LWS-Kyphosierung bei Hüftflexion,

82

Abb. 100: Flexion und Extension im Hüftgelenk mit langem Hebelarm. Ein Seilzug (Pfeil) dient zur Kontrolle des Lotpunktes.

Abb. 101: Flexion und Extension im Hüftgelenk mit kurzem Hebelarm. – **Abb. 102:** Hüftflexion und Extension mit langem Hebelarm: Das Knie wird bei fehlender Quadrizepsaktivität passiv durch ein Brett in Extension gehalten.

Abb. 103: Hüftflexion und Extension mit langem Hebelarm: Das Knie wird passiv durch die divergierenden AP am Dekompressionsstab (Pfeil) in Extension gehalten. Der AP für den Fuß ist hierbei nach ventral, der AP für das Knie nach dorsal verlagert. Die Drehachse D (gestrichelte Linie) des Dekompressionsstabes liegt über dem Hüftgelenk.

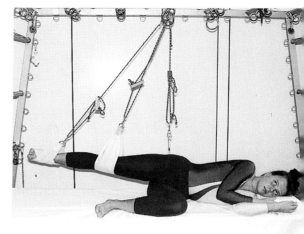

100 △

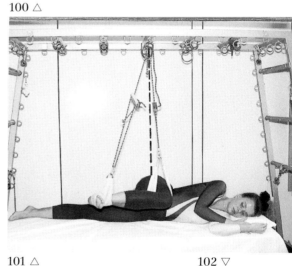

101 △

103 ▽

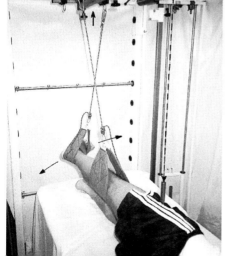

102 ▽

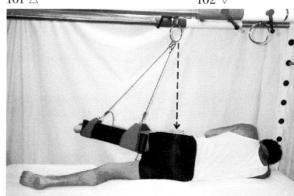

<table>
<tr><td></td><td>– Elevation des oberen Beckenkamms (Lateral-
flexion in der LWS).</td></tr>
<tr><td>Gegenmaßnahmen:</td><td>– Beim Üben der Extension das untere Bein im
Hüftgelenk maximal anbeugen, der Patient
hält es entweder selbst oder es wird mit einer
Schlinge am Oberschenkel nach kranial fi-
xiert. Noch effektiver ist es, wenn der Patient
das unten liegende Bein aktiv in die Hüftfle-
xion anspannt, während er das obere in die
Hüftextension bewegt: kontralateraler Over-
flow im reziproken Gehmuster.</td></tr>
</table>

Gegenmaßnahmen:

– Elevation des oberen Beckenkamms (Lateral-flexion in der LWS).

– Beim Üben der Extension das untere Bein im Hüftgelenk maximal anbeugen, der Patient hält es entweder selbst oder es wird mit einer Schlinge am Oberschenkel nach kranial fixiert. Noch effektiver ist es, wenn der Patient das unten liegende Bein *aktiv* in die Hüftflexion anspannt, während er das obere in die Hüftextension bewegt: kontralateraler Overflow im reziproken Gehmuster.

– Beim Üben der Hüftflexion wird das untere Bein gestreckt.

– Das Becken wird manuell vom Behandler nach kaudal fixiert.

– Kann ein Patient die Kniestreckung nicht alleine halten, wird ein gepolstertes Brett an der Rückseite des zu übenden Beines fixiert (analog Abb. 102) oder der Dekompressionsstab benutzt (Abb. 103).

– Bei gestrecktem Bein sollte sich die Oberschenkelschlinge am Kniegelenk befinden, um die mediale Seite des Gelenks zu sichern (gilt besonders bei Instabilitäten).

– Knie-, Fuß- und Hüftgelenk sollten sich immer auf einer Ebene befinden, sowohl bei gestrecktem als auch bei gebeugtem Bein.

– Beim Wechsel vom gebeugten zum gestreckten Bein muß die Fußschlinge etwas abgesenkt, im umgekehrten Fall etwas angehoben werden, um die Ebene zu bewahren.

Übungen:

– zur Lähmungsbehandlung: Kap. 8.1

– zur Schmerzbehandlung: Kap. 8.6

– zur Mobilisation: Kap. 8.5.

84

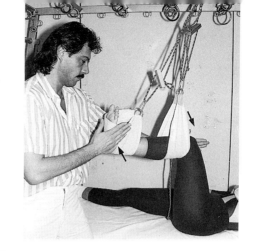

Abb. 104: Innen- und Außenrotation im Hüftgelenk: Widerstand für die Innenrotation.

3. Innen- und Außenrotation

Therapieposition:	Rückenlage
Aufhängepunkt:	Über dem Kniegelenk, dieses muß sich genau senkrecht über dem Hüftgelenk befinden.
Schlingenbesteck:	wie bei 7.1.1.1
Anwendung:	– Kräftigung der Innen- und Außenrotatoren bei lumbaler Plexusparese, inkomplette Paraplegie, Multiple Sklerose, schlaffe Hemiplegie, Koxarthrose,
	– Ausgangsposition für Kaudalgleiten des Hüftkopfes, beginnend in Ruhestellung (s. Abb. 193), für Lateraltraktion (Abb. 194) und für Dorsalgleiten.
Ausweichbewegungen:	– Lateralflexion der LWS in die gleiche Richtung, in die sich der Unterschenkel bewegt.
Gegenmaßnahmen:	– Beim Üben der Innenrotation: Abduktion des anderen Beines oder manuelle Fixation.
Hinweise:	– Die Schlinge am Unterschenkel muß stramm angezogen werden oder die Oberschenkelmanschette benutzt werden (s. Abb. 55, 304), sonst bleibt das Knie nicht senkrecht über dem Hüftgelenk.
	– Anstelle der Beinschlinge kann auch eine Beckenschlinge genommen werden. Durch die breitere Auflage des Unterschenkels wird dieser nicht so stark durch Druck belastet. Das ist besonders bei Patienten mit venösen Durchblutungsstörungen zu empfehlen.

7.1.2 Kniegelenk (Abb. 105 bis 107)

Flexion und Extension

Therapieposition:	Seitenlage
Aufhängepunkt:	Senkrecht über dem Gelenkspalt.
Schlingenbesteck:	wie bei 7.1.1.1
Anwendung:	– Kräftigung der Flexoren und Extensoren bei: Ischiadikus- und Femoralisparese, inkompletter Querschnittlähmung;
	– Gleiten der Tibia nach medial (am Unterschenkel muß eine Feder verwendet werden);
	– Ausgangsposition für Rektusdehnung;
	– Üben der Knieflexion und -extension bei Hemiplegie im schlaffen Stadium und bei Multipler Sklerose ohne Spastik;
	– Kräftigung nach Operationen im Kniebereich;
	– Entlastende Pendelbewegungen bei Gonarthrose;
	– Üben der Spielbeinphase bei Einsatz des Dekompressionsstabes (Abb. 107).
Ausweichbewegungen:	– Hüftextension bei Knieextension,
	– Hüftflexion bei Knieflexion (besonders häufig bei Hemiplegie-Patienten zu beobachten),
	– Beckenkippung nach ventral oder dorsal (Flexion oder Extension).
Gegenmaßnahmen:	– Manuelle Fixation des Oberschenkels,
	– Beckenfixation durch Hüftflexion/-extension des anderen Beines.
Hinweise:	Man kann die Knieflexion und -extension bei verschiedenen Hüftgelenkstellungen üben: Je mehr die Hüfte in Streckung eingestellt wird, desto schwerer wird für den Patienten die Knieflexion wegen der Dehnung des zweigelenkigen M. rectus femoris. Mit zunehmender Flexion in der Hüfte wird die Extension erschwert, da die zweigelenkigen Ischiokruralen gedehnt werden.

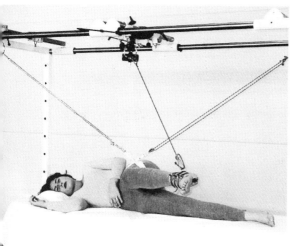

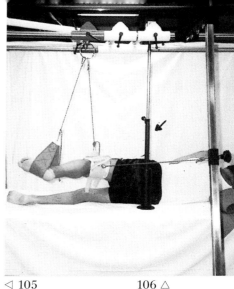

◁ 105   106 △

Abb. 105: Flexion und Extension im Kniegelenk bei Hüftflexion. Eine spezielle Fixationsschlinge sichert in divergierender Mehrpunktaufhängung den Oberschenkel und verhindert Ausweichbewegungen. Ein Lot (Pfeil) dient zur optischen Kontrolle. – **Abb. 106:** Flexion und Extension im Kniegelenk bei Hüftextension. Die Oberschenkelmanschette fixiert den Oberschenkel nach dorsal am Multifixateur in Hüftextension, der Bodyfixateur (Pfeil) verhindert das Zurückdrehen des Beckens (Rotation der Wirbelsäule). – **Abb. 107:** Horizontale Gehbewegung hubfrei mit dem Dekompressionsstab: Es wird in Hüfte und Knie gleichzeitig schwerelos bewegt. Der AP für den Unterschenkel befindet sich senkrecht über dem Knie (wandernder AP), der Drehpunkt des Dekompressionsstabes, kontrolliert durch ein Lot, senkrecht über dem Hüftgelenk.

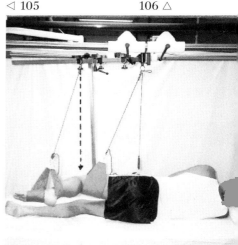

107 △

Mit der proximalen Schlinge kann man sehr gut die Hüftflexion bzw. -extension einstellen. Verschiebt man den AP der proximalen Schlinge nach ventral-kranial, wird die Hüftflexion eingestellt; verschiebt man ihn nach dorsal, wird die Hüfte in Extension eingestellt.

Der AP der proximalen Schlinge muß nicht unbedingt über dem Kniegelenk liegen. Entscheidend für die Beweglichkeit im Kniegelenk ist nur die lotrechte Lage des AP der distalen Schlinge.

Übungen: – zur Lähmungsbehandlung: Kap. 8.1
               – zur Manuellen Therapie: Kap. 8.5.2
               – zur Schmerzbehandlung: Kap. 8.6.3.

7.1.3 Schultergelenk

Abduktion-Adduktion / Flexion-Extension /, Innen- und Außenrotation (Abb. 108 bis 115)

Diese Aufhängungen werden hier nur kurz abgehandelt, da sie bis auf einige Ausnahmen (Abb. 109 und 114) den Aufhängungen für das Hüftgelenk gleichen. Es werden überwiegend die gleichen Schlingen benutzt, die analogen Therapiepositionen, es gelten die gleichen Hinweise bezüglich Schlingen, Behandlungsebene – Wahl des Aufhängepunkts, langer / kurzer Hebelarm – Therapiemöglichkeiten. Die Ausweichbewegungen gehen hierbei vom Schultergürtel und vom Rumpf aus und werden durch Gurt oder manuelle Fixation ausgeschaltet.

Für die Innen- und Außenrotation kann man drei verschiedene Therapiepositionen wählen (vgl. Abb. 113 bis 115).

Ausweichbewegungen: – Skapulaelevation bei Abduktion oder Innenrotation in Rückenlage,
– Skapuladepression bei Außenrotation in Rückenlage,
– Rumpfdrehung bei Außenrotation im Sitz oder horizontaler Ab- und Adduktion,
– Seitneigung des Rumpfes bei Abduktion, Innen- oder Außenrotation in Rückenlage,
– Flexion im Rumpf bei Retroversion, Innenrotation in Seitenlage,
– Extension im Rumpf bei Flexion in der Schulter, Außenrotation in Seitenlage.

Übungen: – zur Lähmungsbehandlung: Kap. 8.1
– zur Entspannungstherapie: Kap. 8.7
– zur Traktion und Mobilisation: Kap. 8.5.2.

88

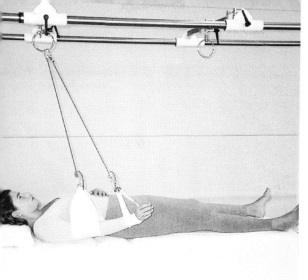

108a

Abb. 108a: Ab- und Adduktion im Schultergelenk
mit langem Hebelarm ohne Eigenschwere.
Abb. 108b: Ab- und Adduktion im Schultergelenk
mit kurzem Hebelarm ohne Eigenschwere.

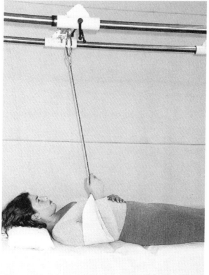

108b

Für die Aufhängungen des Schultergelenks gelten die gleichen Anwen-
dungsbereiche wie für die des Hüftgelenks:
– Läsionen einzelner Nerven wie z. B. N. axillaris, N. radialis, N. muscu-
 locutaneus,
– Plexusläsionen,
– Multiple Sklerose (ohne ausgeprägte Spastik),
– Querschnittlähmung (Tetraplegie),
– Spinale und neurale Muskelatrophie,
– Postoperative Kräftigung geschwächter Muskulatur,
– Kräftigung von dystrophischen Muskeln,
– Koordinationsschulung bei Ataxie,
– Einschleifen von Bewegungen bei Hemiplegie,
– Entspannungsmaßnahmen,
– Traktionen von schmerzhaften Gelenken, arthrotischen Gelenken,
– Ausgangsposition für Gleitmobilisationen im Schultergelenk,
– Stabilisation der Rotatorenmanschette nach Schulterluxationen oder
 Rotatorenmanschettenruptur.

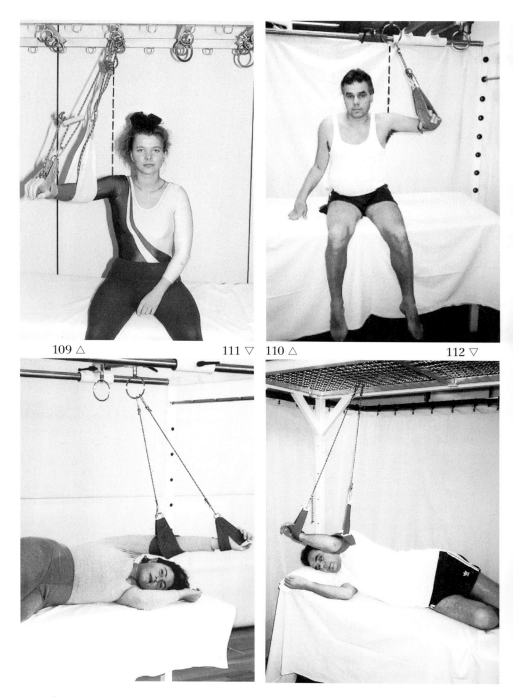

109 △   111 ▽   110 △   112 ▽

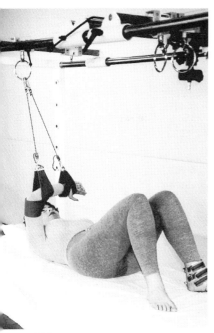

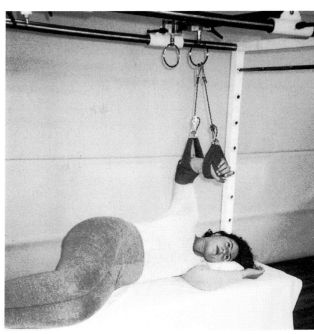

113 △   114 △   115 ▽

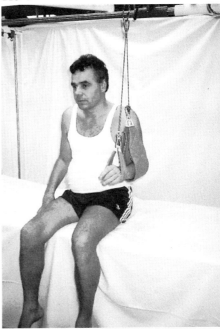

Abb. 109: Horizontale Ab- und Adduktion im Schultergelenk mit langem Hebelarm. – **Abb. 110:** Horizontale Ab- und Adduktion im Schultergelenk mit kurzem Hebelarm. Ein Lot dient zur Kontrolle des AP.

Abb. 111: Flexion und Extension im Schultergelenk mit langem Hebelarm. – **Abb. 112:** Flexion und Extension im Schultergelenk mit kurzem Hebelarm.

Abb. 113: Innen- und Außenrotation im Schultergelenk in Rückenlage. Der Ellenbogen befindet sich über dem Schultergelenk. – **Abb. 114:** Innen- und Außenrotation im Schultergelenk in Seitenlage. – **Abb. 115:** Innen- und Außenrotation im Schultergelenk im Sitz: Die proximale Schlinge unterstützt den Unterarm, um den Humerus z. B. bei Luxationen oder Plexusläsionen in der Gelenkpfanne zu halten.

7.1.4 Ellenbogengelenk
Flexion und Extension
(Abb. 116 bis 118)

Flexion und Extension im Ellenbogen lassen sich in Seitenlage und Sitz üben. *Es gelten die gleichen Hinweise wie bei der Aufhängung für das Kniegelenk.* Der Aufhängepunkt wird hierbei senkrecht über das Ellenbogengelenk gelegt.

Anwendung: – Plexusparesen.

Der große Vorteil der in diesem Kapitel besprochenen Aufhängungen besteht darin, daß der Patient mit geringstem Kraftaufwand bereits kleine Bewegungen ausführen kann, da keine Schwerkraft und kein Reibungswiderstand die Bewegungen behindern. Es bedeutet für einen stark gelähmten Patienten ein ungeheures Erfolgserlebnis, wenn er sieht, daß er noch Bewegungen ausführen kann, die unter normalen Bedingungen nicht möglich sind.
Jede kleinste sichtbare Bewegung kann über die optische Rückkoppelung zu einer Verstärkung werden.

7.2 Aufhängungen für die Wirbelsäule
(Abb. 119 bis 126)

Folgende Wirbelsäulenbewegungen können im Schlingentisch ohne Schwerkraft und Reibung durchgeführt werden:
– Lateralflexion der LWS, BWS und HWS
– Flexion und Extension der LWS und unteren BWS
– Rotation der BWS (LWS) und HWS.
Die Rotation in der LWS ist im Vergleich zu den anderen Wirbelsäulenabschnitten nur sehr gering. Sie beträgt nach *Neumann* (1986, S. 22) nur 2 Grad im Durchschnitt pro Segment, in der gesamten LWS kommt es zu einer Rotation von 13 Grad.

Hinweis: Bei allen Wirbelsäulenaufhängungen müssen spezielle Lagerungskissen benutzt werden (s. Abb. 58), damit die Wirbelsäule in einer physiologischen Stellung bleibt.

92

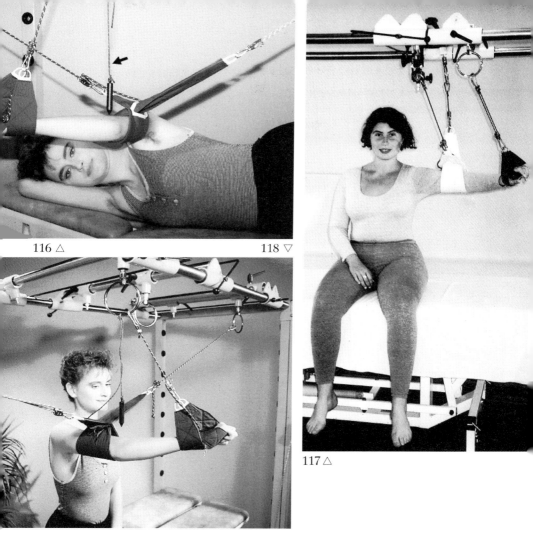

116 △   118 ▽

117 △

Abb. 116: Ellenbogenflexion und -extension in Seitenlage. Ein Lot (Pfeil) dient zur Kontrolle. – **Abb. 117:** Flexion und Extension im Ellenbogengelenk. Eine gespaltene Fixationsschlinge am Oberarm sichert diesen vor Ausweichbewegungen. – **Abb. 118:** Ellenbogenflexion und -extension im Sitz bei 90 Grad Flexion im Schultergelenk. Eine spezielle Schlinge (s. Abb. 60 a) fixiert den Oberarm.

7.2.1 Die Becken-Beinaufhängungen

Lateralflexion der LWS (Abb. 119, 120)

Therapieposition:	Rückenlage oder Bauchlage
Aufhängepunkt:	Über dem Bauchnabel oder über der Symphyse, falls die Schlingen den Patienten zu stark nach kranial ziehen.
Schlingen:	1 Beckenschlinge
	2 Beinschlingen
	2 Fußschlingen
Anwendung:	– Zur Kräftigung und Stabilisation der LWS bei: Paraplegie, Wirbelgleiten, Multipler Sklerose, Ischialgie, Muskeldystrophie, Band-

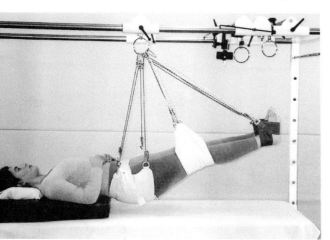

Abb. 119: Die flache Becken-Beinaufhängung in Rückenlage.

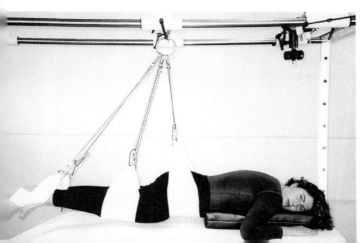

Abb. 120: Die Becken-Beinaufhängung in Bauchlage.

scheibenleiden, Spinaler Muskelatrophie, Skoliose, postoperativen Zuständen der Wirbelsäule.
- Hubfreie Mobilisation der LWS/untere BWS bei: M. Parkinson, M. Bechterew, Lumbalgie
- Entspannung im Lumbalbereich.

Übungen:
- zur Lähmungsbehandlung: Kap. 8.1
- zur Entspannung: Kap. 8.7
- zur statischen Kräftigung: Kap. 8.3 und 8.9.2
- zur Schmerzlinderung: Kap. 8.6.

Hinweise:
- Die Beckenschlinge sollte mit dem Beckenkamm abschließen. Wird sie zu hoch angelegt, schränkt sie die Beweglichkeit ein.
- Die Beinschlingen sollten soweit angezogen sein, daß die Kniegelenke nicht in voller Streckung sind.
- Der Oberkörper muß mit einem Kissen bis etwa Th 12 unterlagert sein, damit sich das Becken frei bewegen kann. Ein absenkbares Bankteil erspart diesen Aufwand.
- Zum besseren Spannungsaufbau sollte der Patient die Füße dorsal extendieren und einen Ball o. ä. zwischen den Füßen festhalten. Wenn möglich, sollte sich der Patient mit den Händen am Bankrand festhalten, um den Oberkörper zu stabilisieren.
- Kann sich der Patient nicht selbst mit den Händen stabilisieren wie in Abb. 127, sollte der Oberkörper mit einem Gurt oder auf jeder Seite mit einem Bodyfixateur (Abb. 305) fixiert werden.
- Wird der Patient in Bauchlage therapiert, sollten die Beine zur Vermeidung einer Hyperlordosierung etwas tiefer als der Oberkörper hängen. Der Oberkörper sollte zusätzlich zur aktiven Stabilisierung mit einem Gurt fixiert werden.

Flexion und Extension der LWS und unteren BWS

(Abb. 121, 122)

Die Becken-Beinaufhängung gibt es in zwei Varianten: mit gestreckten Beinen = langer Hebelarm und mit gebeugten Beinen = kurzer Hebelarm. Der lange Hebelarm eignet sich nur für Kräftigungs- und Stabilisierungsübungen, für alle anderen Therapieformen sollte der kurze Hebelarm eingesetzt werden.

Therapieposition: Seitenlage

Aufhängepunkt: Mitte LWS, wenn der Patient durch die Schlingen zu stark nach kranial gezogen wird, über dem Trochanter oder Beckenkamm.

Schlingen: wie bei 7.1.1.1

Man kann beide Beine getrennt aufhängen, aber auch für beide Beine und beide Füße je eine Schlinge benutzen, die Knöchel und Knie kann man durch Zwischenlagen abpolstern.

Anwendung:
- Kräftigung schwacher Bauch- und Rückenmuskeln bei: Muskeldystrophie, Paraplegie, Multipler Sklerose;
- Hubfreie Mobilisation der LWS/unteren BWS bei Blockierungen, M. Bechterew, M. Parkinson;
- Gezielte Traktion der LWS (Abb. 231);
- Entspannung im Becken-Lendenbereich;
- Funktionelle Untersuchung der LWS auf Hyper-/Hypomobilität (Abb. 291, 292).

Hinweise:
- Zur Stabilisierung des Oberkörpers sollte sich der Patient mit einer Hand an der Bankkante festhalten oder der Oberkörper mit einem Bodyfixateur (Abb. 305) fixiert werden.
- Das Wirbelsäulensegment, das nicht mehr bewegt werden soll, muß bereits auf der Kissenunterlagerung aufliegen bzw. manuell oder mit Gurt fixiert werden. Der Rest muß ohne Reibung auf der Unterlage frei schwingen können.

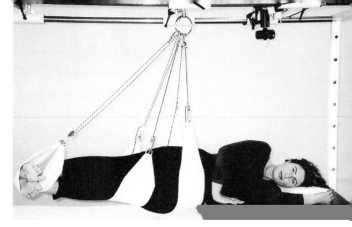

Abb. 121: Die Becken-Bein-aufhängung in Seitenlage mit langem Hebelarm.

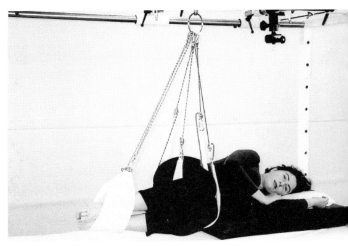

Abb. 122: Flexion und Extension in der LWS mit kurzem Hebelarm.

- Damit man die LWS bis zum ISG gut sehen und tasten kann, sollte die Beckenschlinge sehr schmal sein und im Trochanterbereich angelegt werden. Auf keinen Fall sollte man eine vierösige Beckenschlinge benutzen, da sie die Flexion behindern könnte.
- Lassen Sie sich nicht durch das Ausmaß der Hüftflexion bzw. -extension täuschen. Achten Sie auf eine korrekte Bewegung im LWS-Bereich, deren Ausmaß man an der Stellung des Os sacrum erkennen kann.

Übungen: siehe Kap. 7.2.1.1 und 8.9.4

7.2.2 Die Oberkörperaufhängung

Lateralflexion der BWS in Rückenlage

Therapieposition: Rückenlage (Abb. 123) oder Bauchlage (Abb. 124)

Aufhängepunkt: Über dem gewünschten Scheitelpunkt der BWS-Bewegung, z. B. Th6

Schlingen: 1 Oberkörperschlinge
1 Kopfschlinge (entfällt bei Bauchlage)
2 Armschlingen
2 Handschlingen (können auch entfallen)

Anwendung: wie bei Abschnitt 7.2.1, nur auf BWS-Bereich bezogen

Hinweise:
 – Der Rumpf sollte manuell oder mit einem Bodyfixateur ab dem Segment fixiert werden, das nicht mehr mitbewegt werden soll.
 Da die größte Lateralflexion in der LWS stattfindet, muß man darauf achten, daß auch wirklich die Bewegung in der BWS stattfindet und nicht aus der LWS heraus erfolgt.
 – Die Brustkorbschlinge sollte bereits am richtigen Platz auf der Bank bereitgelegt werden, bevor der Patient sich auf die Bank legt.
 Das gleiche gilt für die Kopfschlinge, wenn man sie verwendet.

Übungen:
 – zur Lähmungsbehandlung und aktiven hubfreien Mobilisation der BWS (Kap. 8.1),
 – Stabilisierung des Rumpfes durch statische Arbeit (Kap. 8.3).

Lateralflexion der BWS in Bauchlage

In Bauchlage werden die Arme auf ein gepolstertes Unterlagerungsbrett (Abb. 124), das in die beiden Armschlingen gelegt wird, abgelegt. Bei aktiven Übungen können die Arme vom Brett genommen werden und der Kopf aktiv gehalten werden.

Anwendung:

Kräftigung und Stabilisierung bei
 – Querschnittlähmung

Mobilisation bei
 – M. Bechterew

- Muskeldystrophie
- Wirbelfrakturen
- Skoliosen – (z. T. postoperativ)
- Test auf segmentale Wirbelblocka-
  den (Kap. 9) oder Hypermobilität

- M. Scheuermann
- M. Parkinson
- Rippen- und Wirbelblocka-
  den
- Skoliosen präoperativ

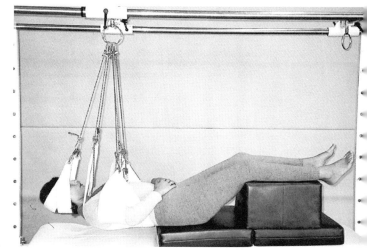

Abb. 123: Die Oberkörperaufhängung in Rückenlage.

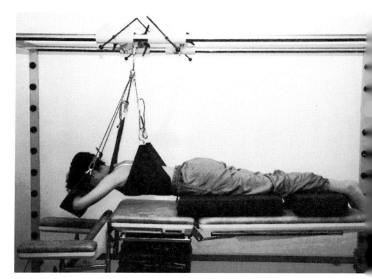

Abb. 124: Die Oberkörperaufhängung in Bauchlage.

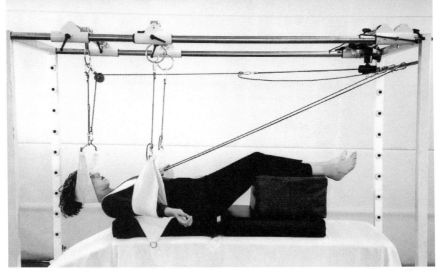

Abb. 125: Die Kopf-Armaufhängung. Ein Kopfbügel ermöglicht die Lateralflexion, die Feder am Deckenteil Flexion und Extension in der HWS. Die Arme sind nach distal aufgehängt, um eine Depression der Schulterblätter zu bekommen.

7.2.3 Die Kopfaufhängung (Abb. 125)

Lateralflexion der HWS

Therapieposition:	Rückenlage
Aufhängepunkt:	Über dem Kinn = Mitte HWS

Schlingenbesteck:		
	1 Kopfschlinge	2 Federn (evtl.)
	2 Armschlingen	2 bis 6 Züge
	2 Handschlingen	1 Rolle (evtl.)
	1 Kopfbügel (evtl.)	

Anwendung:	siehe Kap. 8.9.1

7.2.4 Die Sitzaufhängung (Abb. 126)

Rotation in HWS und BWS

Diese Aufhängung ist äußerst schnell durchzuführen und recht vielseitig anwendbar. Die Behandlungsbank sollte hierbei aus dem Schlingentisch entfernt werden.

Therapieposition: Im Normalfall Sitz auf Hocker, aber auch Sitz auf einem Pezziball, Kreisel, Drehhocker oder einer Rolle sind möglich, will man spezielle Zielsetzungen verwirklichen. Zur Manuellen Therapie mit Verriegelungstechniken empfiehlt sich der Sitz verkehrt auf der Bank mit abgespreizten Beinen. Dadurch wird das Becken sehr wirkungsvoll stabilisiert (vgl. Abb. 244).

Aufhängepunkt:	Senkrecht über dem Kopf, Patient muß aufrecht sitzen.
Schlingen:	2 bis 4 Armschlingen 1 Glissonschlinge (evtl.) 1 Unterlagerungsbrett (evtl.)
Durchführung:	Der Patient verschränkt seine Arme in den Schlingen oder legt sie auf ein gepolstertes Brettchen, das in den Schlingen liegt (Abb. 314). Der Kopf kann nach Bedarf auf den Unterarmen abgelegt werden.
Anwendung:	siehe Kap. 8.9.7

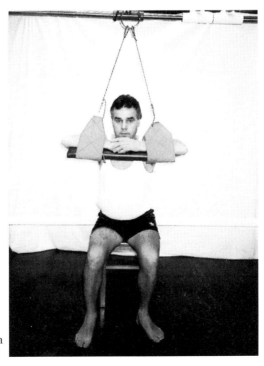

Abb. 126: Die Sitzaufhängung. Der AP befindet sich senkrecht über dem Kopf.

8 Therapie im Schlingentisch

Im Schlingentisch können alle für einen Krankengymnasten spezifischen Aktivitäten durchgeführt werden:

- Befunden
- Trahieren
- Entspannen
- Dehnen
- Mobilisieren

- Kräftigen
- Stabilisieren
- Koordinationsschulung
- Fazilitieren.

Daneben können noch zwei bis drei Therapieformen mit dem Schlingentisch *kombiniert* werden:

- Massage
- Bindegewebsmassage
- Kryotherapie
- Heiße Rolle
- Fango
- Elektrotherapie

mit – Muskeldehnung
- Entspannung
- Traktion
- Lagerung.

Die Frage, warum dies gerade im Schlingentisch stattfinden soll, kann nur mit folgendem Motto beantwortet werden:

»Was in den Schlingen hängt, braucht der Therapeut nicht zu halten. Was die Schlingen fixieren, braucht der Therapeut nicht zu fixieren. Die Zugkraft der Züge, Expander, Federn und Gewichte hat der Therapeut gespart.«

Daneben sei auf die Vorzüge hingewiesen, die in Kapitel 6 schon beschrieben worden sind.

Zu Therapiezwecken müssen die Grundaufhängungen, die Sie im letzten Kapitel kennengelernt haben, häufig abgewandelt und an die individuellen Besonderheiten des Patienten oder dessen Krankheitsbild angepaßt werden. So müssen z. B. mehrere Aufhängepunkte gewählt, der AP verschoben, divergierend fixiert, oder statt Züge Federn oder Expander gewählt werden. Grundlage für die Abwandlungen zur Therapie sind die Gesetzmäßigkeiten aus Kapitel 5.

8.1 Kräftigung von gelähmter und dystrophischer Muskulatur

Für die Behandlung von Lähmungen machen wir uns die Vorzüge der axialen Aufhängung (s. Kap. 5.1) oder der axialen Mehrpunktaufhängung (s. Kap. 5.9) zunutze.
Folgende Krankheitsbilder lassen sich sehr gut im Schlingentisch behandeln:

- alle schlaffen Lähmungen einzelner Nerven
- Plexusparesen
- Hemiplegie im schlaffen Stadium
- Hemiplegie mit nur gering ausgeprägter Spastik
- Multiple Sklerose ohne oder mit nur geringer Spastik
- Spinale Muskelatrophie
- Neurale Muskelatrophie
- Polyneuropathie
- Querschnittlähmungen mit Restfunktionen.

Die nun folgenden aktiven Kräftigungsmöglichkeiten sind in der Reihenfolge so angeordnet, *daß zuerst die Techniken für ganz schwache Muskeln aufgezählt werden und danach der Schwierigkeitsgrad zunimmt, entsprechend dem verbesserten Muskelstatus.*

8.1.1 Pendeln

Ausgangsposition ist die Ruhelage, die sich automatisch durch die Aufhängung nach Gesetzmäßigkeit Nr. 2 ergibt. Von hier aus versucht der Patient, in beide Richtungen hin und her zu pendeln. Dabei kann er den Schwung aus einer Richtung für die andere ausnutzen. Dies vergrößert sein Bewegungsausmaß, dieses wiederum motiviert ihn, sich noch mehr anzustrengen. Der Patient ist in der Lage, bereits kleinste Bewegungen auszuführen, die er sonst unter normalen Bedingungen nie zustande-bringen würde.

Man bedenke natürlich, daß der Schwung eine passive Hilfe ist und nicht der eigentlichen aktiven Leistung entspricht. Der Schwung soll nur zur Motivation des Patienten eingesetzt werden. Er kann aber auch dem Patienten das verlorene Bewegungsgefühl wieder vermitteln und zur Eigenmobilisation dienen. Bei ganz schwachen Patienten kann der The-rapeut zuerst die Extremität bzw. den Körperteil in Schwung versetzen und der Patient versucht, das Pendeln beizubehalten.

Man kann auch den AP minimal in Richtung der gewünschten Bewegung seitlich verschieben (Gesetz Nr. 5) zur weiteren Erleichterung und ver-mehrten Motivation. Natürlich überwiegt hier die passive Komponente.

Umgekehrt kann durch die laterale, kaudale oder kraniale AP-Verschie-bung die Anforderung an den Muskel durch feinste Dosierung gesteigert werden.

8.1.2 Pendeln mit Zielangabe (Abb. 127)

Dem Patienten wird ein Ziel gesetzt, das er erreichen soll:
»Bitte geben Sie mir hier ihre Hand!«
»Versuchen Sie hier auf diese Trommel zu schlagen!«
»Versuchen Sie bitte, den Luftballon aus meiner Hand zu stoßen!« usw.
Man kann immer wieder beobachten, daß Patienten sich mehr anstren-gen, eine Bewegung auszuführen, wenn ein funktionelles Ziel vorhanden ist.

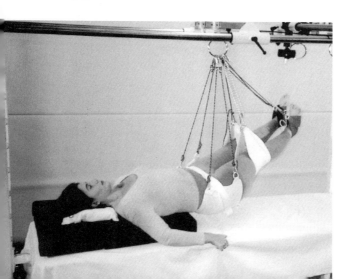

Abb. 127: Kräftigung des M. quadratus lumborum: »Schwingen Sie bitte mit den Füßen bis zur Wand (Pen-deln mit Zielangabe), blei-ben Sie dort (Halten am Be-wegungsende) und gehen Sie langsam wieder in die Aus-gangsstellung zurück (ex-zentrische Nullpunktnähe-rung)«.

8.1.3 Pendeln mit Halten am Bewegungsende

Am Ende des Bewegungsausschlages soll der Patient die Bewegung abstoppen und dort bleiben. Hier wird dynamische Muskelarbeit mit statischer Arbeit kombiniert.

8.1.4 Placing oder Holding

Der Therapeut bringt den Körperteil des Patienten in eine Stellung, der Patient muß dort bleiben.
Auftrag: »Bleib hier«.
Je weiter die zu haltende Position von der Ruhestellung entfernt ist, desto schwieriger wird die Haltearbeit.

8.1.5 Bewegen gegen Führungswiderstand

Der Therapeut legt seine Hand in die Richtung an, in die sich der Patient bewegen soll (manuelle Reizsetzung).
Auftrag: »Schieben Sie bitte meine Hand, diesen Luftballon etc. weg.«

8.1.6 Haltewiderstand

Der Therapeut versucht, den Patienten aus seiner Stellung zu bringen. Der Patient versucht, dies zu verhindern.

8.1.7 Exzentrische Arbeit

Es gibt mehrere Möglichkeiten:
- Der Patient versucht, nach dem Umkehrpunkt beim Pendeln *langsam* wieder zur Ruhestellung zurückzukehren. Je langsamer dies geschieht, desto schwieriger wird es für den Patienten.
- Der Therapeut bringt den Patienten in die Endstellung einer Bewegung (Umkehrpunkt), von dort aus geht der Patient langsam zur Ruhestellung zurück = exzentrische Nullpunktnäherung.
- Für kräftigere Muskeln: Der Therapeut gibt einen Druck, der Patient soll langsam diesem nachgeben. Der Therapeut drückt dabei den Körperteil des Patienten in die entgegengesetzte Richtung, die eigentlich gekräftigt werden soll.

Auftrag: »Bitte lassen Sie sich aus dieser Position nicht wegdrücken« (Haltewiderstand). »Geben Sie bitte jetzt meinem Druck langsam nach«, oder »Bremsen Sie meine Bewegung«.

8.1.8 Rhythmische Stabilisation

Der Therapeut gibt abwechselnd von entgegengesetzten Richtungen Haltewiderstände. Diese Widerstände müssen sich beim Wechseln überlappen, d. h. wenn die eine Hand noch Widerstand gibt, berührt die andere schon die Gegenseite und läßt den Widerstand langsam anschwellen. Erst dann wird die andere Hand gelöst. Wird dies nicht beachtet, kommt es zu ruckartigen Bewegungen. Der Wechsel der Widerstände beginnt langsam und wird allmählich in der Geschwindigkeit gesteigert. Es kommt hierbei, wenn diese Technik richtig ausgeführt wird, zur Kokontraktion.

8.1.9 Bewegen gegen gedachten Widerstand

Der Patient stellt sich vor, gegen einen großen Widerstand seinen Körperteil bewegen zu müssen. Hier kommt es ebenfalls zur Kokontraktion, der Agonist führt eine konzentrische, der Antagonist eine exzentrische Kontraktion aus.

8.1.10 Bewegen gegen gedachten unüberwindlichen Widerstand

Hier soll der Patient gegen eine gedachte Mauer o. ä. drücken.
Es kommt auch hier zu einer Kokontraktion, zu einer statischen Muskelarbeit. Man kontrolliert die Muskelmantelspannung, indem man die Agonisten und Antagonisten auf Spannung abtastet.
Beachten Sie, daß der Patient während des Spannens nicht die Luft anhält oder anfängt zu pressen.

Grundsätzlich gilt:
Zur Verbesserung der Kontraktion sollte der Patient immer die Bewegung optisch mitverfolgen, der Therapeut sollte ein anspornendes Kommando geben. Kurze Eisreize, Tapping, Klopf-Druck auf dem Muskel, der angespannt werden soll, erhöhen die Bereitschaft des Muskels zur Kontraktion.
Wer ein Biofeedbackgerät besitzt, kann es hier sehr gut mit einsetzen. Es erhöht die Rückkoppelung über die Optik für den Patienten. Zusätzlich empfiehlt sich die Ausnutzung des kontralateralen Overflows:
– Wird in Aufhängung Abb. 109 der Arm adduziert, läßt man den gesunden Arm ebenfalls anspannen und verhindert dessen Bewegung. Da-

durch verhindert man ebenfalls die Ausweichbewegung, eine Rotation des Rumpfes.

- In Aufhängung Abb. 97 gibt man an dem gesunden Bein Widerstand für die Abduktion bzw. Adduktion und verhindert die Bewegung. Dies verstärkt die Ab-/Adduktion auf der kranken Seite.
- In Aufhängung Abb. 100 und 101 kann man zur Verstärkung der Hüftflexion auf der kranken Seiten in reziproker Weise die Extension am gesunden Bein durch verhinderte Bewegung benutzen und umgekehrt für die Hüftextension die Hüftflexion.

8.2 Kräftigung geschwächter gesunder Muskulatur: Die Medizinische Trainingstherapie
(Abb. 128 bis 145)

Es empfiehlt sich, nocheinmal die Kapitel 2.2.3 und 2.2.4 durchzulesen, da sie die Grundlage für die nachfolgenden Ausführungen bilden.
Hier werden Muskeln angesprochen, die *mindesten einen Kraftstatus von 2–3* besitzen und keiner neurogenen Schädigung unterliegen. Meist handelt es sich hierbei um postoperativ geschwächte oder durch Immobilisierung atrophierte Muskulatur.
Diese Muskeln kann der Patient sehr gut eigenständig im Schlingentisch nach vorheriger Anleitung trainieren.
Es gibt prinzipiell zwei verschiedene Arten von Muskeltraining im Schlingentisch:
- Roll-Gewichtsmontagen in axialen Aufhängungen.
  Vorteil: der Patient hat wenig Ausweichmöglichkeiten, da er exakt horizontal bewegen muß.
- Freie Roll-Gewichtsmontagen, wobei der Patient *vertikal gegen* oder *mit der Schwerkraft* bewegt oder in diagonalen Bewegungen übt.
Da Federn und Expander ein ungünstiges Kraftverhalten aufweisen (s. Abb. 40), und man mit ihnen nicht so exakt dosieren kann wie mit Gewichten, sollten nur letztere zum Krafttraining benutzt werden.
Durch die Möglichkeit der Umlenkung mit Rollen steht dem Therapeuten eine Vielfalt an Möglichkeiten zur Verfügung. Eine besonders gute Anwendungsmöglichkeit bietet der Multitrainer (s. Kap. 10.4).

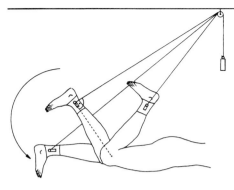

Abb. 128: Veränderung des Ansatzwinkels des Gewichtszuges während einer dynamischen Kräftigung: Zur optimalen Kraftentfaltung sollte etwa in der mittleren Annäherung der Gewichtszug rechtwinklig zur Extremität stehen.

Zwei Punkte müssen bei der Gewichtsmontage beachtet werden:

1. Der Zug des Gewichtes sollte immer in die entgegengesetzte Richtung der gewünschten Bewegung ziehen.
2. Da sich während einer Bewegung ständig der Ansatzwinkel der Kraft und damit die Größe des Drehmomentes ändert (vgl. Abb. 128), sollte der Zug mit dem daran hängenden Gewicht *genau dann im rechten Winkel zur betreffenden Extremität stehen, wenn diese sich etwa im mittleren Drittel der Bewegungsbahn* befindet, also etwa auf der Hälfte des Bewegungsweges.

Damit erreicht man, daß das Drehmoment genau im optimalen Kraftentfaltungsbereich des Muskels wirksam wird.

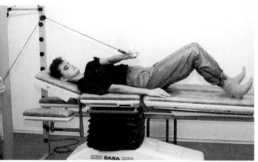

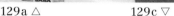

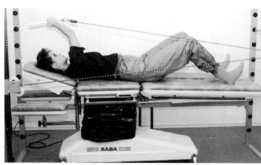

129a △   129c ▽   129b △

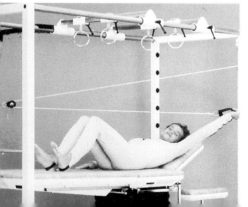

Abb. 129a: Kräftigung im PNF-Muster: Extension, Adduktion, Innenrotation. Ein kurzes Rohr in der Hand des Patienten ermöglicht die Innenrotation und Pronation gegen Widerstand. – **Abb. 129b:** Kräftigung im PNF-Muster: Flexion, Adduktion, Außenrotation.
Abb. 129c: Kräftigung im PNF-Muster: Flexion, Abduktion, Außenrotation.

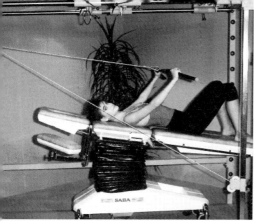

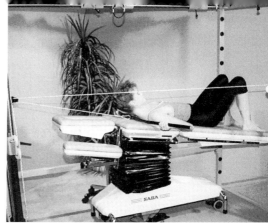

130a △ 130b △ 130c ▽

Abb. 130a–c: Kräftigungsmöglichkeiten des M. latissimus dorsi.

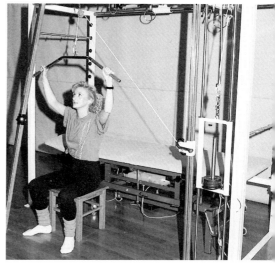

Lassen Sie mich das Ganze einmal kurz an einem kleinen Beispiel praktisch verdeutlichen (vgl. Abb. 142, 143):
Trainiert werden sollen die Mm. vasti des Oberschenkels.
Als erstes muß eine Ausgangsposition gefunden werden, die stabil ist und wenig Ausweichbewegungen zuläßt. Außerdem soll der M. rectus femoris weitgehend ausgeschaltet werden. Dies erreicht man am besten durch Sitz an der Bankkante mit vorgeneigtem Oberkörper. Durch die dadurch erreichte starke Hüftflexion schalten wir den Rektus weitgehend aus.
Als nächstes definieren wir die Zugrichtung des Gewichts: In etwa 60 Grad Knieflexion hat der Quadrizeps die beste Kraftentwicklung. Also bringen wir die Rolle zur Umlenkung des Gewichts so an, daß der Zug in dieser Winkelstellung genau 90 Grad zum Unterschenkel steht. Damit haben wir die optimale Anpassung an die Leistungskurve des Muskels vollzogen.

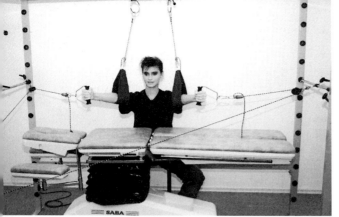

131 △

132 ▽

Abb. 131: Kräftigung des M. pectoralis beidseits. Durch die axiale Aufhängung bleiben beide Arme in einer Ebene. Werden die Handgriffe gewechselt, kann der Patient in die horizontale Abduktion bewegen und damit die Rhomboideen kräftigen. – Abb. 132: Kräftigung der Innenrotatoren des Schultergelenks. – Abb. 133: Kräftigung der Außenrotatoren in Schulternullstellung. Der Patient sichert seinen Oberarm selbst. – Abb. 134: Kräftigung der Hüftextensoren links.

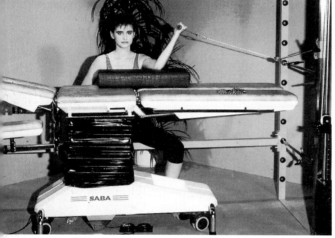

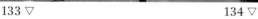

133 ▽

134 ▽

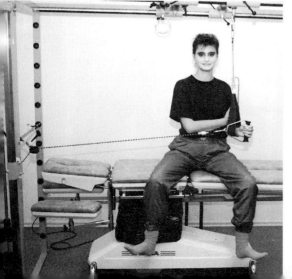

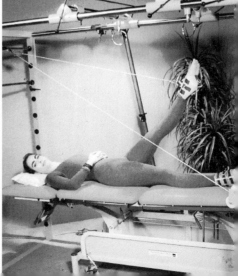

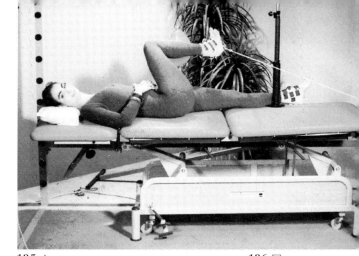

135 △   136 ▽

Abb. 135: Kräftigung im
PNF-Muster: Flexion, Ad-
duktion, Außenrotation.
Zielangabe: »Berühren Sie
mit Ihrer Ferse den Luftballon«. Der Bodyfixateur am
linken Fuß bietet Halt für das
linke Bein und verstärkt die
Spannung. – Abb. 136: Kräftigung im PNF-Muster: Ex-
tension, Abduktion, Innenrotation. – Abb. 137: Ach-
sengerechte Kräftigung der
Abduktoren im Hüftgelenk.
Der Bodyfixateur bietet dem
rechten Bein einen Gegen-
halt, womit die Spannung
der Abduktoren verstärkt
wird.

137 ▽

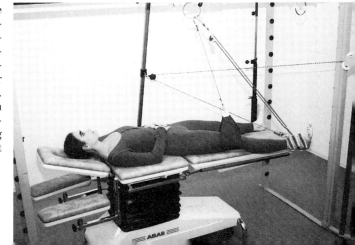

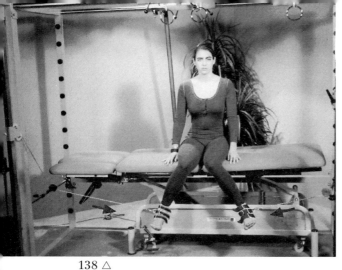

138 △

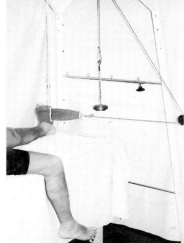

139 △

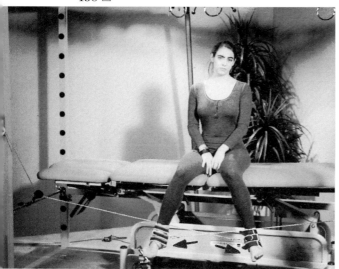

140 △

141 ▽

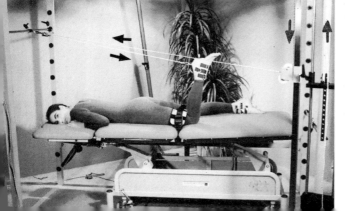

Abb. 138: Kräftigung der Hüft-außenrotatoren beidseits.

Abb. 139: Kräftigung der Hüftaußenrotatoren mit gestrecktem Bein: Das Kniegelenk ist hierbei geschützt.

Abb. 140: Kräftigung der Hüft-innenrotatoren beidseits.

Abb. 141: Kräftigung des M. rectus femoris.

Abb. 142: Kräftigung des M. vastus lateralis mit Betonung der Pronation. Der Seilzug wird mit einer Rolle an dem dorsal stehenden Multifixateur umgelenkt und verläuft dann unterhalb der Bank zum Fuß.

Abb. 143: Kräftigung des M. vastus medialis mit Betonung der Supination.

Abb. 144: Kräftigung der Kniebeuger im Sitz.

Abb. 145: Kräftigung der Kniebeuger in Bauchlage.

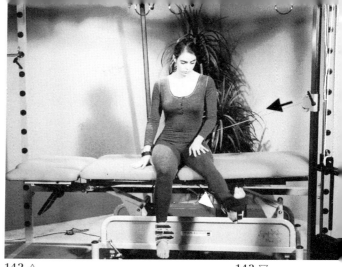

142 △   143 ▽

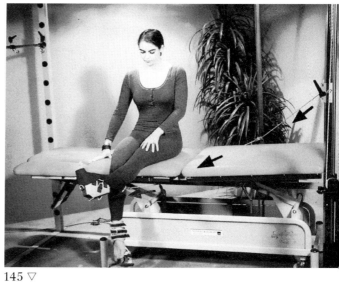

144

145 ▽

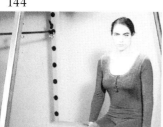
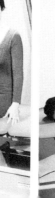
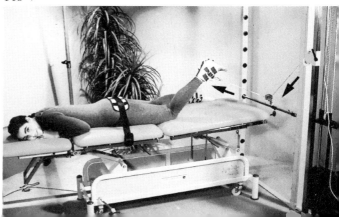

Zur stabilen Haltung nimmt der Patient die Entlastungshaltung nach *Brügger* ein und hält den Rumpf unter Spannung. Dieser darf sich während des Trainings nicht bewegen, da die Kraftentwicklung nur im Bein erfolgen soll. Zusätzlich kann sich der Patient zur Stabilisierung an der Bankkante festhalten.

Die Wahl des Gewichts und die Anzahl der Wiederholungen richtet sich nach dem Trainingsziel: Kraft, Ausdauer oder Koordination.

Zum Auftrainieren der *Kraft* nimmt man 70–90% der Maximalkraft und läßt 5 bis 10 Wiederholungen durchführen. Nach einer Pause von 1 bis 2 Min. wird die ganze Sequenz 5 bis 8 mal wiederholt.

Für das dynamische Ausdauertraining nimmt man 50–60% der Maximalkraft mit 15–30 Wiederholungen, Koordination und Herz-Kreislaufbelastung benötigen nur etwa 20–30% mit bis zu etwa 50 Wiederholungen.

Je größer also das Gewicht, desto geringer ist die Anzahl der Wiederholungen.

Das Training sollte aus einer ausgewogenen Mischung von konzentrischen, exzentrischen und statischen Übungen bestehen.

Zur Bestimmung der Maximalkraft nimmt man soviel Gewicht, daß der Patient gerade einmal eine volle Bewegung durchführen kann.

Läßt sich wegen Schmerzzuständen die Maximalkraft nicht direkt bestimmen, benutzt man die indirekte Methode mit Hilfe der Pyramidenkurve: Aus der Anzahl der möglichen Wiederholungen bei einem gut überwindbarem Gewicht läßt sich auf die Maximalkraft schließen.

Will man für eine differenzierte Behandlung eine *individuelle* Kraftkurve für den zu trainierenden Muskel erstellen, empfiehlt sich die Verwendung des elektronischen Kraftmessers *DIGIMAX* der Firma SinfoMed. Hierbei wird in 20 Grad Abständen die isometrische Maximalkraft des Muskels gemessen. Somit werden »Kraftlücken« in der Bewegungsbahn sofort erkannt. Nach dieser selbst erstellten Kurve (die Abstände lassen sich natürlich auch noch feiner wählen) kann der Muskel nun individuell gekräftigt werden.

Parallel zum selektiven Training werden die Mm. vasti auch funktionell trainiert (intermuskuläre Koordination). Hierzu bietet sich die PNF-Diagonale in Adduktion, Außenrotation und Knieextension mit Supination an (Abb. 143).

Bevor nun eine Reihe Anwendungsbeispiele folgt, seien an dieser Stelle kurz die wichtigsten Prinzipien der Medizinischen Trainingstherapie hervorgehoben:

- Der Patient übt alleine nach vorheriger Anleitung und Kontrolle.
- Trainiert werden Muskelkraft, Ausdauer und Koordination (intra-
  sowie intermuskulär).
- Verbessert werden Herzleistung und die Ökonomisierung des Muskel-
  stoffwechsels.
- Berücksichtigt wird beim Training die Eigenart der entsprechenden
  Muskulatur: tonische Muskeln für langsame Bewegungen und Halte-
  arbeit, phasische Muskeln für die Entwicklung von Schnellkraft.
- Differenziert werden zweigelenkige von eingelenkigen Muskeln.
- Trainiert wird konzentrisch, exzentrisch oder statisch. Je größer der
  Kraftaufwand, desto weniger Wiederholungen sind notwendig und
  umgekehrt.
- Muskeln werden selektiv oder in funktionellen Muskelketten trainiert.
- Berücksichtigt wird bei allen Übungen eine physiologische Rumpfhal-
  tung.
- Erlernt werden richtige motorische Verhaltensweisen im Alltag.

8.3 Kräftigung und Stabilisierung durch statische Arbeit

Der Schlingentisch eignet sich besonders gut für statische Übungen, weil
die Stabilität eines Körperteils durch die wegfallende Reibung nahezu
aufgehoben ist. Je mobiler die Aufhängung ist, desto mehr wird an
Haltearbeit gefordert und desto effektiver ist die Stabilisierung.
In der Ganzaufhängung, wie sie in Kap. 8.10.1 beschrieben wird, ist die
höchstmögliche Labilität des ganzen Körpers erreicht. Er schwebt frei in
der Luft und hat nirgendwo einen Fixpunkt.
In allen anderen Aufhängungen ist nur ein Körperteil labil, der andere
liegt stabil auf der Bank. Diese Labilität erschwert es dem Patienten, eine
Position beizubehalten, wenn der Therapeut verschiedene Arten von
Widerständen ansetzt. Die *Kokontraktion* bewirkt eine hohe *Muskelman-
telspannung* und schafft dadurch ein hochwirksames »Muskelkorsett«.
Daher sind die Spannungsübungen bei labilen Aufhängungen von beson-
derem Wert.
In diesem Falle wird die Arbeit für den Patienten erschwert, für den
Therapeuten erleichtert – also eine Umkehrung von der auf Seite 77
beschriebenen Regel für den Patienten!

115

Folgende Aufhängungen eignen sich besonders gut für Spannungsübungen:

- für die Extremitäten: Einzelaufhängungen (Seite 80 bis 93)
- für die LWS: Becken-Beinaufhängungen (Seite 94 bis 97)
- für die BWS: Oberkörperaufhängungen (Seite 98 bis 99)
- für die HWS: Kopfaufhängung (Seite 100)
- für Extremitäten und Rumpf gleichzeitig: Ganzaufhängung (Seite 192 bis 198).

Folgende Arten von Stabilisierungen sind möglich:

- langsam an- und abschwellender Haltewiderstand einseitig oder diagonal;
- richtungswechselnde, sich überlappende Widerstände im Sinne der Rhythmischen Stabilisierung;
- kurze, schnelle Haltewiderstände – der Patient weiß, aus welcher Richtung die Widerstände kommen;
- dto., der Patient weiß nicht, aus welcher Richtung die Widerstände kommen, dies erzeugt ein hohes Maß an Kokontraktion;
- langsam anschwellender Haltewiderstand, der plötzlich weggenommen wird – Reaktive Stabilisierung;
- gegen einen gedachten unüberwindlichen Widerstand drücken: es kommt zur Kokontraktion.

Exemplarisch für die Behandlung einer Extremität wähle ich Aufhängung Abb. 146, für die Behandlung eines Wirbelsäulenabschnittes die steile Becken-Beinaufhängung aus Abb. 148. Die Übungsauswahl läßt sich mit entsprechender Abänderung auf die restlichen Aufhängungen übertragen.

8.3.1 Stabilisierung des Becken-Beinbereiches in Seitenlage (Abb. 146 und 147)

1. Untenliegendes Bein im Hüftgelenk anbeugen, diagonale Hand oder beide Hände des Patienten werden auf dieses Knie gelegt und drücken dagegen. Der Fuß des oberen Beines wird maximal hochgezogen, das Knie maximal gestreckt; Bauch wird soweit angespannt, daß das Becken vor einer zu starken ventralen Kippung (Flexion) bewahrt bleibt. Mit dieser *Grundspannung* wird gearbeitet.
2. Grundspannung einnehmen, der Therapeut gibt von dem Fuß her Haltewiderstände aus allen Richtungen (Abb. 146).

116

Abb. 146: Stabilisierung des Bekken-Beinbereiches mit Betonung der Beckenprotraktion.

Abb. 147: Stabilisierung des Bekken-Beinbereiches: Der Patient sichert aktiv die eingestellte LWS-Flexionsstellung durch Druck mit der linken Hand auf das untenliegende Knie.

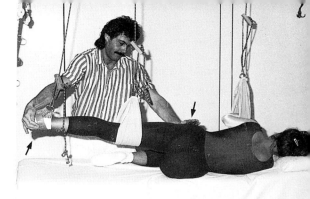

146 △   147 ▽

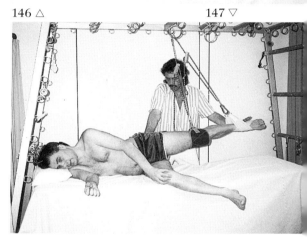

Wegen des langen Hebelarms braucht der Therapeut nur wenig Kraft aufzuwenden.

3. Grundspannung einnehmen, Ferse nach kaudal herausschieben, langsam wechselnde Widerstände geben, die sich überlappen (siehe Rhythmische Stabilisation auf Seite 106). Der Wechsel kann langsam im Tempo gesteigert werden. Kommt es zu Bewegungen, muß wieder etwas reduziert werden. Tasten Sie die Muskulatur am Bein ab, ob es zu einer Kokontraktion kommt.

4. Grundspannung einnehmen, Haltewiderstände werden von der Spina iliaca und von der Kniekehle oder vom Fuß aus gesetzt (Abb. 147). Dies fördert die Beckenprotraktion auf dieser Seite bei gleichzeitiger Hüftextension. Achten Sie darauf, daß der Patient nicht mit dem Becken dreht oder abkippt. Jetzt wird fließend der Widerstand gewechselt, eine Hand am Bein von vorne, die andere am Becken von dorsal, Wechsel beschleunigen.

5. Grundspannung einnehmen, der Therapeut setzt *schnelle* Haltewiderstände, wobei der Patient nicht weiß, von welcher Seite der Widerstand kommt. Dies erhöht die Kokontraktion, so daß der Patient immer in Bereitschaft sein muß.
6. Verwendet man statt Züge Federn, wird die Kokontraktion noch effektiver. Jetzt ist der Patient zusätzlich noch in vertikaler Richtung labil, da die Federn nachgeben. Es können zusätzlich noch Haltewiderstände in die Ab- und Adduktion gesetzt werden.

8.3.2 Stabilisierung in der steilen Becken-Beinaufhängung (Abb. 148 bis 154)

1. Grundspannung erarbeiten: Füße hochziehen, Gesäß und Bauch je nach gewünschter Flexions- bzw. Extensionsstellung der LWS anspannen. Angestrebt wird eine gleichmäßige Verteilung der Spannung von ventraler und dorsaler Muskelkette in physiologischer Lordose. Je flacher die Beine aufgehängt sind, desto größer muß die Bauchspannung sein, um eine Hyperlordosierung der LWS zu vermeiden.
2. Grundspannung, die Hände stemmen nach *Brunkow* mit Dorsalextension und leichter Ellenbogenflexion nach schräg oben. Kopf wird in symmetrischer Nackenstreckung abgehoben. Therapeut gibt Haltewiderstände diagonal am rechten Arm und linken Fuß und umgekehrt.
3. Grundspannung, Haltewiderstand an den Füßen von lateral, rechts und links abwechselnd. Zuerst die Widerstände langsam anschwellen lassen, wenn die Kokontraktion schon besser ist, können sie schneller werden. Der Patient soll keine ruckartigen Korrekturbewegungen machen. Zum besseren Spannungsaufbau darf sich der Patient an der Bank festhalten.
4. Grundspannung, Armhaltung nach *Brunkow* oder Festhalten an der Bank, Widerstand am rechten Fuß und linken Knie nach lateralkaudal (diagonaler Spannungsaufbau) und umgekehrt, später Übergang zum flüssigen Widerstandswechsel.
5. Der Patient hält zwischen den Füßen oder den Knien einen Ball o. ä., Grundspannung aufbauen und Widerstände (s. vorige Übungen) setzen.
6. Patient drückt mit rechter Hand gegen linkes Knie und umgekehrt. Zusätzlich versucht der Therapeut, die Beine von den Füßen her nach kaudal wegzuziehen.

118

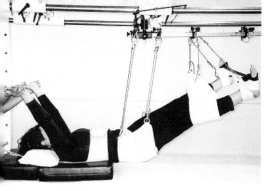

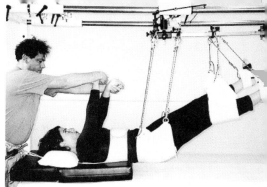

148 △   149 △

Abb. 148: Statische Stabilisierung der dorsalen Kette mit bilateralem PNF-Arm-pattern in die Flexion Abduktion Außenrotation. – **Abb. 149:** Statische Stabilisie-rung der ventralen Kette mit bilateralem PNF-Armpattern in die Extension.

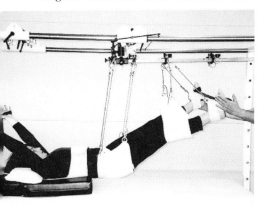

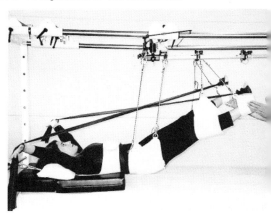

150 △   151 △

Abb. 150: Statische Stabilisierung mit Hilfe von zwei Therabändern.
Abb. 151: Diagonale Stabilisierung mit Hilfe von zwei Therabändern.
Abb. 152: Stabilisierung des Rumpfes von den Armen her mit Therabändern.
Abb. 153: Stabilisierung der Rumpfrotation von den Armen her: Der Therapeut zieht am Stab in seitliche Richtung. An den Beinen wird gegenstabilisiert.

152 ▽   153 ▽

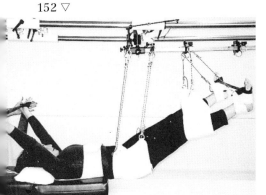

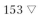

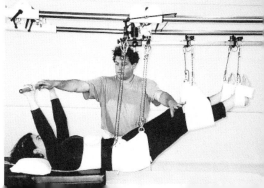

7. Patient hält vor seinem Körper einen Stab in den Händen. Widerstände werden nun einseitig oder diagonal vom Stab und von den Füßen her gleichzeitig gesetzt, Patient sollte sich möglichst nicht in der Wirbelsäule bewegen. Achten Sie darauf, daß sich die Muskelmantelspannung immer in einer begradigten, symmetrischen Körperposition aufbaut.

8. Während der Spannungsübungen soll der Patient bewußt weiteratmen. In der Ausatmungsphase kann man den Patienten zählen oder buchstabieren lassen.

9. Sie können die Becken-Beinaufhängung noch labiler gestalten, indem Sie für die Beckenschlinge Federn/Expander benutzen oder analog der Kopfaufhängungsvariante in Abb. 204 auf Seite 160 einen Zug über eine Rolle laufen lassen. Hierbei muß sich nun der Patient zusätzlich bezüglich der Rotation in der BWS-LWS stabilisieren.

Man kann dem Patienten langsam anschwellende Widerstände am Beckenkamm geben, indem die eine Hand am Becken von ventral nach dorsal, die andere in umgekehrter Weise Haltewiderstand gibt. Die Widerstände sollten fließend im Wechsel gegeben werden. Der Widerstandswechsel kann im Tempo gesteigert werden, was zu einer Kokontraktion führt. Dadurch bekommt der Patient ein sehr gutes Muskelkorsett im Lumbalbereich.

10. Die in Abb. 148 bis 153 aufgezeigten Übungen können zusätzlich erschwert werden, wenn auf einer Beckenseite eine stärkere Feder eingesetzt wird: Der Patient muß während der Übungen das Becken gerade, d. h. ohne Rotation halten.

Ebenso kann man, wie bei der Traktion (Abb. 313) gezeigt wird, auf einer Seite eine Feder/einen Expander oder ein Gewicht an die Beckenschlinge anlegen. Der Patient soll während der Spannungsübungen das Becken gegen diesen Feder- oder Gewichtszug symmetrisch halten. Dadurch kann man bei asymmetrischer Schwäche der Rückenmuskulatur die schwächere Seite gezielt kräftigen.

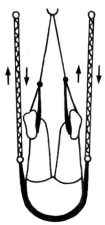

Abb. 154: Labilisierung der Beckenaufhängung mit Hilfe von Federn anstelle der Züge.

Weitere effektive Stabilisierungsmöglichkeiten bietet die mobile Ganzaufhängung (Kap. 8.10.1).

8.4 Dehnung verkürzter Muskulatur

Im Schlingentisch können Muskeln auf zwei Arten gedehnt werden: manuell oder in einer Dehnlagerung. In einer Dehnlagerung werden verkürzte Muskeln für eine Zeitspanne von ca. 10 bis 20 Min. unter leichter passiver Dehnung gehalten, nachdem sie vorher manuell gedehnt wurden. Dabei ist der Therapeut an der Dehnung kaum aktiv beteiligt.

Im nächsten Kapitel werden Dehnlagerungen zur Mobilisierung von myogenen Kontrakturen aufgezeigt.

In diesem Kapitel geht es um spezielle Dehnlagerung für einige Muskeln, die sehr oft zur Verkürzung neigen:

- M. rectus femoris
- M. iliopsoas
- Adduktoren der Beine
- Mm. ischiocrurales
- M. pectoralis major
- M. triceps surae.

Die Dehnlagerung im Schlingentisch erspart dem Therapeuten

1. die *Kraft,* die er zum Halten und Dehnen und zum Antagonistenermüden benötigt.
2. die *Zeit,* denn der Schlingentisch dehnt für ihn und der Patient kann seine Muskulatur selbst ermüden. Der Therapeut braucht nur die Schlingen etwas nachzuziehen.

8.4.1 Prinzipien der Dehnlagerung

- Der zu dehnende Muskel wird bis an seine Dehngrenze gebracht und dort mit einem Zug – einer Feder – einem Expander – oder einem Zug mit Gewicht in Dehnung gehalten. *Vorher soll die Durchblutung des Muskels durch Warmanwendungen / Kryotherapie oder aktive Arbeit angeregt werden.*
- Der dehnende Zug sollte möglichst *rechtwinklig* an der zu dehnenden Extremität und in die Richtung ziehen, in die gedehnt werden soll.
- Ausweichbewegungen sind vorher durch Gurte oder Schlingen auszuschalten.
- Der Patient soll den Muskel, der gedehnt werden soll, durch Anspannung selbst ermüden (Antagonistenermüdung). Dies kann auf mehrere Arten geschehen:

a) Bei Verwendung eines Zuges spannt der Patient gegen die Schlinge. In der Entspannungsphase kann der Zug weiter verkürzt werden, um die neue Dehnstellung zu sichern (Statische Ermüdung).

b) Bei Verwendung einer Feder, eines Expanders, eines Gewichtes kann der Patient die extreme Dehnstellung etwas entlasten, indem er *aktiv aus der Dehnstellung* heraus etwas in die Annäherung des gedehnten Muskels geht, dort gegen den Widerstand des Expanders diese Stellung hält, bis er ermüdet ist. Läßt er daraufhin locker, zieht ihn die Feder, der Expander oder das Gewicht wieder in die Dehnstellung zurück (Kombination von dynamischer und statischer Arbeit).

- Nach dem Ermüden des gedehnten Muskels soll der Patient versuchen, *aktiv in Richtung der Dehnung* zu bewegen bzw. anzuspannen, um dadurch den *zu dehnenden Antagonisten reziprok zu hemmen* (S. 138) und den Agonisten zu kräftigen. Als Anreiz kann man dem Patienten sagen, er soll versuchen, den zur Dehnung eingesetzten Zug/Expander etwas zum »Durchhängen« zu bringen.

- Bei der Verwendung von Gewichten läßt sich die Stärke der Dehnung sehr individuell und fein einstellen.

Bei Verwendung von Expandern/Federn ist dies nur möglich, wenn man sie über einen Zug am Schlingentisch fixiert. Erst dadurch kann man die Zugkraft durch die Vorspannung der Feder sehr fein regulieren (s. Abb. 41 a, b).

Anwendung der Dehnlagerungen:

- Tetraspastik
- spastische Hemiplegie
- Multiple Sklerose
- Querschnittlähmung
- durch schlechte Haltung verkürzte Muskeln
- Chondropathia patellae (M. rectus femoris)
- Hüftgelenkerkrankungen (nicht akut)
- M. Scheuermann
- Rundrücken
- myogene Kontrakturen.

8.4.2 Dehnlagerung für M. iliopsoas

(Abb. 155 bis 158)

Therapieposition: Rückenlage
Schlingenbesteck: 2 Fußschlingen
1 bis 3 Beinschlingen, 2 bis 4 Züge je nach Bedarf
1 Fixationsgurt

Test: Wenn das nicht untersuchte Bein soweit angebeugt wird, daß die LWS vollständig aufliegt, muß das betroffene Bein noch auf der Bank aufliegen (Norm).

Ausweichbewegung: Lordosierung der LWS

Gegenmaßnahmen:
– Der Patient hält mit seinen Händen das andere Bein in maximaler Hüft- und Knieflexion.
– Das andere Bein wird mit einer Schlinge in Hüftflexion *divergierend* nach kranial fixiert;
– Das andere Bein wird mit gestrecktem Kniegelenk wie in Abb. 171 nach kranial fixiert. Der Zug der ischiokruralen Muskulatur dieses gestreckten Beines bewahrt über den Ansatz am Becken die LWS vor einer Lordosierung (besonders geeignet bei Patienten mit dickem Bauch oder Schwangeren).

Hinweise:
– Ist der Iliopsoas so stark verkürzt, daß nicht einmal die Nullstellung erreicht wird, genügt es, das zu dehnende Bein mit einem Gurt auf der Bank zu fixieren (Abb. 155). Die Stärke, mit der man das Bein auf der Bank fixiert, entscheidet über die Dehnung. Zur Ermüdung des Iliopsoas soll der Patient gegen den Gurt anspannen, dabei mit dem anderen Bein in die Extension drücken. Dieses reziproke Anspannen verstärkt die Spannung des Iliopsoas.
– In einer anderen Version läßt man das zu dehnende Bein an der Bankkante überhängen. Die Schwere des Beines ist hierbei der dehnende Faktor. Zur Verstärkung der Deh-

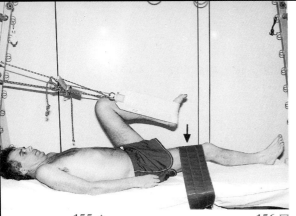

155 △   156 ▽

Abb. 155: Dehnlagerung für einen stark verkürzten M. iliopsoas rechts mit Hilfe eines Fixationsgurtes (Pfeil). Das andere Bein wird divergierend am Seitenteil des Schlingentisches fixiert. Bei Einengungsgefahr in der Kniekehle (Patienten mit Varikosis) wird die Beinschlinge statt am Oberschenkel am Fuß angelegt. – **Abb. 156:** Intensive Dehnlagerung des M. iliopsoas mit Hilfe einer Schlinge. Eine andere Schlinge am Becken (Pfeil) bietet dem Patienten eine sichere Lage. Der Patient liegt *schräg* an der Bankkante. – **Abb. 157a:** Dehnlagerung für den Iliopsoas mit Hilfe der Schwerkraft. Ein Sandsack kann zur Intensivierung der Dehnung am Oberschenkel befestigt werden. – **Abb. 157b:** Dehnung des M. iliopsoas mit der reziproken Hemmung. Zur aktiven Dekontraktion (s. S. 137–139) drückt der Patient den Oberschenkel gegen die Federkraft nach unten.

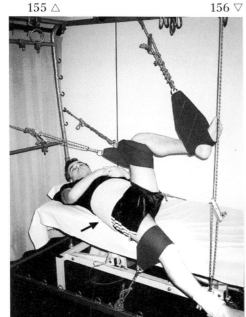

157a ▽   157b ▷

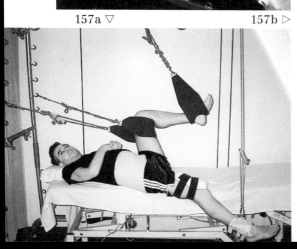

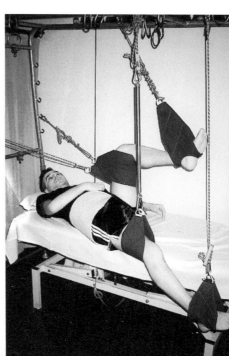

nung kann man mit einer zusätzlichen Schlinge das Bein nach unten fixieren oder den Oberschenkel mit einem Sandsack beschweren (Abb. 157 a). Der Patient ermüdet seinen Muskel, indem er das Bein gestreckt anhebt oder wie oben reziprok beide Beine anspannt. Zur Entspannung läßt er das Bein wieder absinken.

Tips für die Praxis:

– Damit das andere Bein, das zur Vermeidung der LWS-Lordosierung nach kranial fixiert wird, nicht zur Seite kippt, ist es vorteilhaft, mit zwei Zügen *divergierend* zu fixieren.
– Um das Bein überhängen zu lassen, braucht man den Patienten nicht ganz an die Bankkante rutschen zu lassen, sondern ihn etwas *schräg* auf die Bank legen lassen, so daß das Hüftgelenk mit der Bankkante abschließt.
– Der Patient kann nach der Ermüdung seines Iliopsoas versuchen, das Bein aktiv weiter zu strecken. Dies kann zu einer Reduzierung der Spannung im Iliopsoas über die reziproke Hemmung führen.

Zur Dehnung des Iliopsoas oder des Rektus kann auch die Aufhängung in Seitenlage gewählt werden. Hier ist aber der Therapeut wieder nötig, um Widerstand zur Antagonistenermüdung zu geben und zu dehnen. Hat man die seitliche Fixierungsmöglichkeit mit Hilfe des Multifixateurs (s. Abb. 308) oder des Schlingenkäfigs, so kann man das gestreckte Bein nach dorsal fixieren.

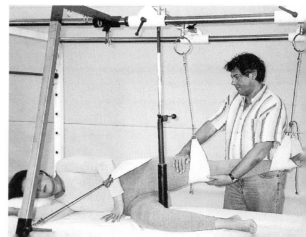

Abb. 158 a: Manuelle Dehnung des Iliopsoas in Seitenlage: Eine Schlinge am Becken und der Bodyfixateur am unten liegenden Bein verhindern die möglichen Ausweichbewegungen.

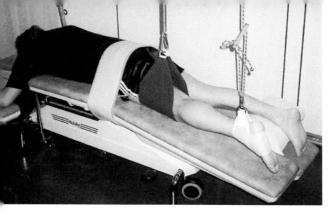

Abb. 158b: Dehnlagerung des M. iliopsoas in Bauchlage mit einer Feder bei abgesenkten Beinteilen der Behandlungsbank. Ein Gurt am Becken verhindert die LWS-Lordosierung, der Patient kann gegen Federkraft den M. iliopsoas ermüden.

Analog zur Mobilisation des Hüftgelenks in die Extension (Abb. 195) besteht eine weitere Möglichkeit zur Dehnung in Bauchlage (für ältere Patienten nicht so geeignet): Das zu dehnende Bein wird mit einem Zug zur Decke hin fixiert, das andere Bein zur Ausschaltung der LWS-Lordose auf den Boden gestellt und zur Erleichterung für den Patienten nach kranial mit der Schlinge fixiert.

8.4.3 Dehnlagerung für M. rectus femoris
(Abb. 159 bis 162)

Da dies ein *zweigelenkiger* Muskel ist und über Knie- und Hüftgelenk zieht, muß die Dehnung im Gegensatz zum M. iliopsoas mit *gebeugtem* Knie vorgenommen werden.

Therapiepositionen:
Schlingenbesteck: } wie bei der Iliopsoasdehnung
Ausweichbewegungen:
Gegenmaßnahmen:

Test: Wenn das nicht untersuchte Bein soweit angebeugt wird, daß die LWS vollständig aufliegt, muß das betroffene Bein, wenn es an der Bankkante überhängt, im Kniegelenk 90 Grad im lockeren Zustand aufweisen (Norm).

Tips für die Praxis: Die Dehnung kann auf zwei Arten vorgenommen werden:

– über das Hüftgelenk bei maximal gebeugtem Knie (Abb. 159),
– über das Kniegelenk bei maximal gestrecktem Hüftgelenk (Abb. 160).

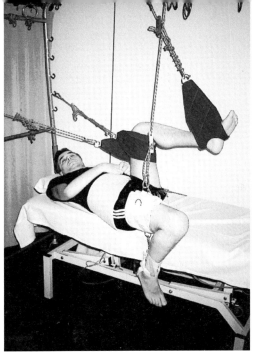

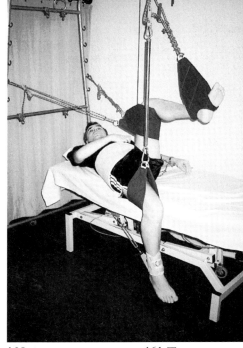

159 △

160 △   161 ▽

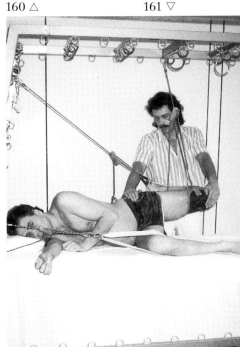

Abb. 159: Dehnlagerung für den M. rectus femoris: Dehnung über das Hüftgelenk bei flektiertem Kniegelenk. Die Fußmanschette wird mit einem Karabinerhaken an der Oberschenkelmanschette fixiert und sichert damit die Knieflexion. Zur Dehnung wird der Seilzug am Oberschenkel etwas verlängert.

Abb. 160: Dehnlagerung für den M. rectus femoris: Dehnung über das Kniegelenk bei voll extendiertem Hüftgelenk. Der Oberschenkel ist elastisch mit einer Feder aufgehängt. Der dehnende Zug am Unterschenkel muß *parallel* zum Oberschenkel unter der Bank nach kranial fixiert werden.

Abb. 161: Manuelle Dehnung des M. rectus femoris über das Hüftgelenk in Seitenlage: Der Therapeut hält mit seinem Rumpf die eingestellte Flexion des obenliegenden Kniegelenks.

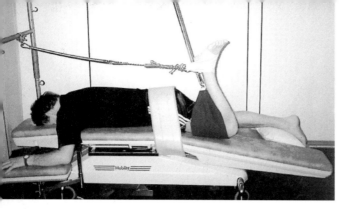

Abb. 162: Dehnung des M. rectus femoris über das Hüftgelenk in Bauchlage mit Fixation des Beckens. Die Federn ermöglichen eine weiche Dehnung.

Um einen zu starken Druck auf die Patella zu vermeiden, kann man entweder den Rektus über die Hüftflexion ermüden oder die Knieextension nicht mit maximaler Kraft durchführen lassen. Wegen der Reibung der Patella auf der Gelenkfläche des Femur ist in jedem Falle die Ermüdung durch statische Arbeit der dynamischen Ermüdung vorzuziehen.

8.4.4 Dehnlagerung für Adduktoren der Beine
(Abb. 163 und 165)

Therapieposition:	*Rückenlage,* zur Dehnung des
	– M. pectineus
	– M. adductor longus
	– M. gracilis
	Sitz mit gebeugten Knien zur Dehnung des
	– M. adductor magnus
	Langsitz – hier werden zusätzlich gedehnt
	– M. semitendinosus
	– M. semimembranosus
Schlingenbesteck:	4 Beinschlingen 4 Züge
	2 Fußschlingen 2 Züge oder Expander
Ausweichbewegungen:	Man sollte grundsätzlich die Adduktoren beider Beine gleichzeitig dehnen, da hiermit jegliche Ausweichbewegungen ausgeschaltet werden.

Tips für die Praxis: Ist man nicht im Besitz eines 3-D-Stabes oder eines Multifixateurs, sollte man die Behandlungsbank quer in den Schlingentisch stellen, wie in der Abb. 163 gezeigt wird.

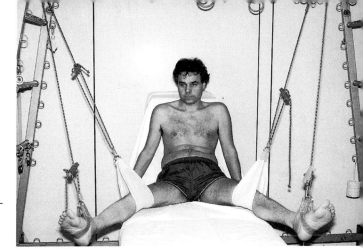

Abb. 163: Leichte Dehnlagerung für die Adduktoren der Beine beidseits durch laterale AP-Verschiebung.

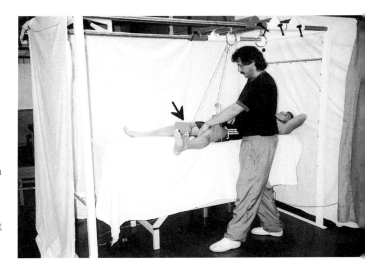

Abb. 164a: Manuelle Dehnung der Adduktoren mit langem (a) und kurzem (Ausschaltung des M. gracilis) Hebelarm (b). Das andere Bein wird mit eine Schlinge (Pfeil) nach lateral fixiert.

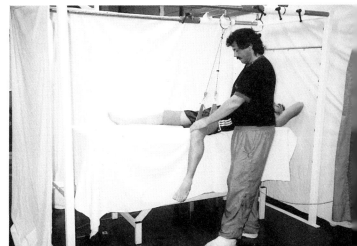

Abb. 164b: Manuelle Dehnung der Adduktoren ohne M. gracilis mit kurzem Hebelarm.

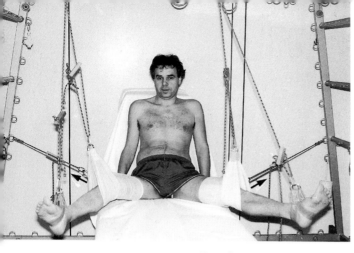

Abb. 165: Intensive Dehnlagerung für die Adduktoren der Beine beidseits mit Hilfe von zwei zusätzlichen Schlingen (Pfeile).

Für die Bequemlichkeit kann man dem Patienten eine Rückenlehne in folgenden Formen anbieten:
– Patient lehnt sich gegen eine Wand;
– Patient lehnt sich an einen Schaumstoffquader, der gegen die Wand gelehnt ist. Dieser bewirkt, daß der Patient weiter vorne sitzt und dadurch die Züge eher im rechten Winkel am Schlingentisch befestigt werden können;
– Ein Bankteil wird 90° hochgeklappt.
Der dehnende Zug sollte nie kaudal vom Kniegelenkspalt ansetzen, da sonst eine Hebelwirkung auf das Knie entsteht und zur Instabilität führen kann. Außerdem sollten die Beine in Rotationsmittelstellung gehalten werden (Patella soll senkrecht nach oben zeigen).

8.4.5 Dehnlagerung für ischiokrurale Muskulatur (Abb. 166 bis 172)

Die ischiokrurale Muskulatur läßt sich an beiden Beinen gleichzeitig oder auch einseitig dehnen.
Die Zeit, die man bei der beidseitigen Dehnung spart, geht teilweise wieder durch den größeren Aufwand der Aufhängung verloren.

1. Die beidseitige Dehnung

Voraussetzung: Beide Seiten müssen in gleichem Maße verkürzt sein.
Therapieposition: Langsitz

Abb. 166: Dehnlagerung für die ischiokrurale Muskulatur beidseits.

Abb. 167: Kräftigung des M. latissimus dorsi während der Ischiokruralendehnung.

Abb. 168: Dehnlagerung für die Ischiokruralen beidseitig in Rückenlage. Das Becken muß mit einer Schlinge (Pfeil) nach unten fixiert werden, damit die LWS nicht kyphosieren kann.

Abb. 169: Dehnlagerung für die ischiokrurale Muskulatur in Seitenlage.

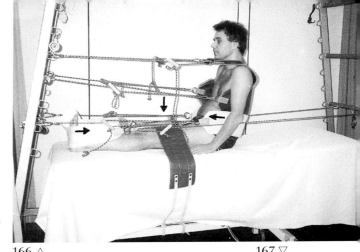

166 △

167 ▽

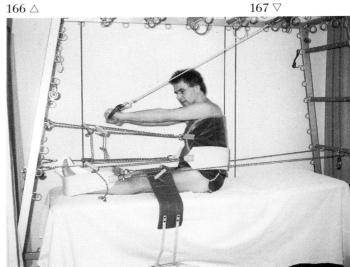

168 ▽

169 ▽

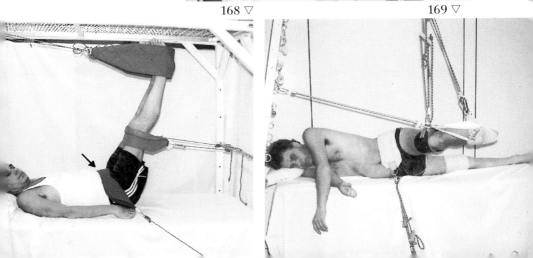

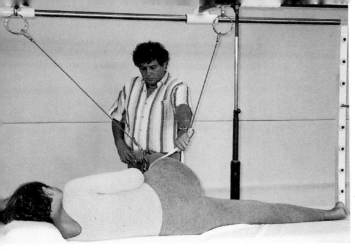

Abb. 170: Manuelle Dehnung der Ischiokruralen in Seitenlage: Das untere Bein wird durch den Bodyfixateur in Extension fixiert, die Hand an der Knieschlinge sichert die Knieextension und der Rumpf des Therapeuten drückt vom Fuß aus das Becken in Retraktion.

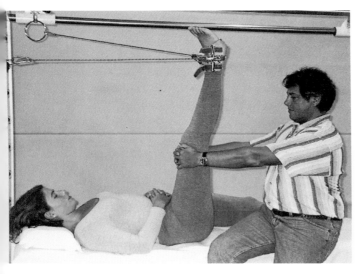

Abb. 171: Einseitige Dehnung der Ischiokruralen in Rückenlage durch den Therapeuten. Der Fuß wird divergierend aufgehängt.

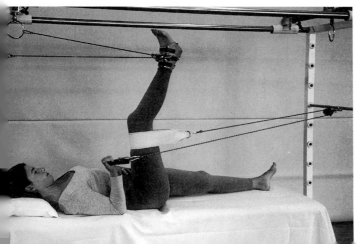

Abb. 172: Eigendehnung der Ischiokruralen mit Hilfe einer Rolle.

Schlingenbesteck:	1 Brustkorbschlinge oder Beckengurt
	1 Beckengurt – 1 Beinschlinge oder Fuß-
	schlinge – 1 Fixationsgurt – 6–8 Züge
Ausweichbewegungen:	– Beckenkippung nach dorsal (LWS-Kyphosie-
	rung),
	– Knieflexion.
Gegenmaßnahmen:	– Beckengurt um die LWS und stramm nach
	ventral anziehen,
	– Fixationsgurt um die Knie.

Test: Das im Kniegelenk gestreckte Bein muß sich im Hüftgelenk bis 90 Grad beugen lassen. Die LWS darf nur soweit kyphosieren, bis sie begradigt ist.

Tips für die Praxis:

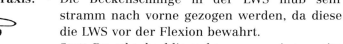

– Die Beckenschlinge in der LWS muß sehr stramm nach vorne gezogen werden, da diese die LWS vor der Flexion bewahrt.

– Statt Brustkorbschlinge kann man eine zweite Beckenschlinge im BWS-Bereich anlegen. Man spart dadurch zwei Züge und damit wieder etwas Zeit.

– Während der Dehnung kann sich der Patient mit Expandern im Armbereich kräftigen. Als Nebeneffekt wird er von dem Dehnschmerz etwas abgelenkt (Abb. 167).

– Diese Aufhängung kann man auch sehr gut im Langsitz vor der Sprossenwand vornehmen. Die Füße werden gegen die Sprossenwand gestellt und die Züge an den Sprossen fixiert. Voraussetzung ist, daß der Patient seine Knie aktiv selbst nach unten drücken kann.
Statt die Füße mit Schlingen zu fixieren, kann man am Fußende auch ein Brett am Schlingentisch anschrauben.

– Der Schlingentisch muß bei dieser Dehnung am Boden fixiert sein oder sonst einen Fixpunkt besitzen. Ist dies nicht der Fall, verschiebt sich der ganze Schlingentisch, wenn die Schlingen zur Dehnung angezogen werden.

Abb. 168 zeigt die Dehnung beider Ischiokruralen in Rückenlage.

2. Die einseitige Dehnung

Zwei Positionen sind für die einseitige Dehnung möglich:

Seitenlage (Abb. 169 und 170)   Rückenlage (Abb. 171 und 172)

Da in Seitenlage der Patient viel leichter ausweichen kann und der Therapeut viel mehr fixieren muß, wird diese Variante nur mit Abb. 169 erläutert.

Schlingenbesteck: 1 Beinschlinge – 1 Fixationsgurt – 2 bis 3 Züge

Ausweichbewegungen: – Knieflexion,
                                   – Kyphosierung der LWS (Extension des Beckens),
                                   – Rotation des Beckens zur gedehnten Seite,
                                   – Lateralflexion in der LWS.

Gegenmaßnahmen: – Schlinge um den distalen Oberschenkel, (nicht auf Kniescheibe) mit Zug nach kaudal,
                                   – Fixierung des nicht gedehnten Beines auf der Bank in Hüftextension,
                                   – Beckengurt,
                                   – kleines Kissen unter die LWS.

Es gibt zwei Möglichkeiten zur Dehnung:

1. Dehnung über das Hüftgelenk – das im Knie gestreckte Bein wird in die Hüftflexion bewegt.
2. Dehnung über das Kniegelenk – das Hüftgelenk wird in 90 Grad Flexion oder mehr eingestellt und das Kniegelenk gestreckt.

Tips für die Praxis:

– Wenn bei gestrecktem Knie das Bein eine Hüftflexion von 90 Grad erreicht, ist eine weitere Dehnung nicht mehr nötig (Norm).

– Sehr oft hebt bei der Dehnung der Oberschenkel des nicht gedehnten Beines von der Bank ab, besonders wenn der Iliopsoas auf dieser Seite ebenfalls verkürzt ist. In diesem Falle sollte man den Oberschenkel mit einem Gurt auf der Bank fixieren (Abb. 171, 172), um eine weiterlaufende Bewegung des Beckens zu verhindern. So kann man auf der einen Seite die Ischiokruralen dehnen, auf der anderen Seite den Iliopsoas.

– Verwendet man wie in Abb. 172 zur Sicherung der Kniestreckung eine Schlinge am distalen Oberschenkel, muß diese zuerst gelockert werden, bevor das Bein weiter in die Dehnstellung gezogen wird. Zur Ermüdung kann der Patient in die Knieflexion und Hüftextension spannen.

8.4.6 Dehnung des M. pectoralis major

(Abb. 173 und 174)

1. Beidseitige Dehnung

In der Sitzaufhängung (Abb. 173) lassen sich mühelos die Arme in den verschiedenen Abduktionsgraden entsprechend der zu dehnenden Anteile des Pektoralis einstellen.

Zur antagonistischen Ermüdung drückt der Patient in die Schlingen und läßt in der Entspannungsphase den Brustkorb nach vorne absinken oder spannt aktiv die Arme nach hinten, während das Brustbein weiter nach vorne bewegt wird (reziproke Hemmung).

2. Einseitige Dehnung

Mit der Handschlinge können die Außenrotation, mit Hand- und Armschlingen gleichzeitig die Retroversion und manuell durch horizontales Verschieben des Arms die Abduktion eingestellt werden. Achten Sie darauf, daß nicht nur der Arm, sondern auch das Schulterblatt in die Dehnung bewegt wird. Die andere Hand des Therapeuten verhindert die Rumpfrotation.

Abb. 173: Dehnung des M. pectoralis im Sitz.
Abb. 174: Manuelle Dehnung des M. pectoralis in Bauchlage. Durch die axiale Aufhängung des Arms können schnell die verschiedenen Anteile des M. pectoralis eingestellt und gedehnt werden.

173 174

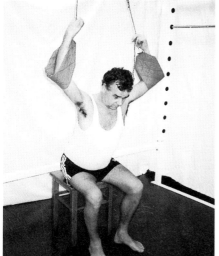
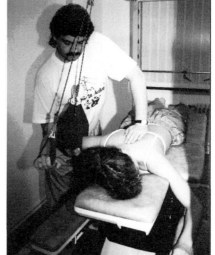

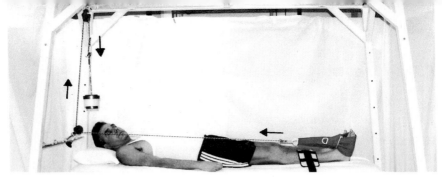

Abb. 175: Dehnlagerung für den M. triceps surae mit einem Gewicht. Der Patient kann den zu dehnenden Muskel selbst ermüden, indem er gegen den Gewichtszug plantarflektiert.

Eine einfache Möglichkeit der Gastroknemiusdehnung zeigt Abb. 175, die auch beidseitig ausgeführt werden kann.

8.5 Kontrakturbehandlung

Es gibt vier verschiedene Körperstrukturen, welche das Bewegungsausmaß des Gelenks einschränken können:

1. Muskelgewebe

Es kann durch Ruhigstellung, Schonhaltung bei Schmerzen verkürzen und ist nach einiger Zeit nicht mehr voll dehnfähig. Entzündliche oder degenerative Prozesse im Muskelgewebe können zu bindegewebigem Umbau der Muskelfasern führen. Dieses Bindegewebe ist nicht dehnfähig und es kommt zu einer irreversiblen Kontraktur. Dieser Fall tritt bei Lähmungen, Muskeldystrophien, Muskelentzündungen auf.

2. Gelenkkapsel

Sie kann nach einer längeren Ruhigstellung, Schonhaltung oder durch entzündliche Prozesse schrumpfen oder verkleben. Das Gelenk ist dann in einem bestimmten »Kapselmuster« eingeschränkt: Die verschiedenen Bewegungsrichtungen sind, vom Ausmaß her gesehen, in einer bestimmten Reihenfolge eingeschränkt. Im Unterschied zur Muskelkontraktur verändert sich hierbei das Bewegungsausmaß nach Ermüdung des verkürzten Muskels nicht.

3. Bindegewebe – Narbengewebe

Nach einer Verletzung kann Bindegewebe bei dem Heilungsprozeß verkleben: Sehnen können mit der sie umgebenden Sehnenscheide verkleben und können den Muskel, zu dem sie gehören, nicht mehr verkürzen. Narbengewebe am Gelenk kann ebenfalls schrumpfen und die Bewegung nicht mehr zulassen.

4. Knochengewebe

Durch einen Knochenbruch kann die knöcherne Struktur eines Gelenks sich so verändern, daß die Bewegung dadurch an einem bestimmten Punkt beendet wird. Beim passiven Bewegen kann man ein *hartes Endgefühl* spüren. Die Kontraktur ist irreversibel.

Im Schlingentisch können wir die beiden erstgenannten Kontrakturarten behandeln: die myogene Kontraktur und die kapsuläre Kontraktur.

8.5.1 Behandlung einer myogenen Kontraktur

Zur Anwendung kommen hier die Standardaufhängungen aus Kapitel 7, wobei der AP nicht unbedingt senkrecht über dem betreffenden Gelenk liegen muß. Er kann auch *in die gewünschte Bewegungsrichtung* verschoben werden.

Merke: Die Kontrakturarbeit findet immer an der Bewegungsgrenze statt.

Am Beispiel einer Adduktionskontraktur im Schultergelenk sollen nun die folgenden Behandlungsmethoden erläutert werden. Betrachten Sie bitte ergänzend Tab. 2.

Der Patient wird in Rückenlage wie in Abb. 108 a Seite 89 aufgehängt.

Tab. 2: Techniken zur Bewegungserweiterung bei kontrakter Muskulatur.

Techniken am Muskel, der die gewünschte Bewegung ausführt	Techniken am kontrakten Muskel, der die gewünschte Bewegung verhindert	
AKTIV	AKTIV	PASSIV
Neurophysiologische Grundlage: REZIPROKE HEMMUNG = SHERRINGTON II	Neurophysiologische Grundlage: AUTOGENE HEMMUNG = SHERRINGTON I	Neurophysiologische Grundlage: GATE-CONTROLL-THEORIE KÄLTE- UND WÄRMEVERHALTEN SHERRINGTON I
Exzentrische ⎱ Konzentrische ⎰ Dekontraktion Statische	Exzentrische ⎱ Konzentrische ⎰ Ermüdung Statische PIR = Postisometrische Relaxation	– Dehnen – Lange Eisanwendung – Fango – Vibration – Querreiben – Massage – Funktionsmassage

- Vorbereitet können zur Tonussenkung Long-ice, Fango oder Massage an den Adduktoren appliziert werden.
- Der Patient abduziert seinen Arm bis an die Bewegungs- bzw. Schmerzgrenze. Das Schulterblatt sollte mit einem Gurt nach kaudal oder durch aktive Schulterdepression (aktive Widerlagerung) fixiert werden. Dort hält der Therapeut den Arm, der Patient spannt in dieser Stellung maximal gegen den Widerstand des Therapeuten in *Adduktion* an *(verhinderte Bewegung)*. Daurch sollen die verkürzten Adduktoren ermüdet werden (*Sherrington* I). In der Entspannungsphase versucht der Therapeut passiv weiterzudehnen oder nutzt die Techniken der reziproken Hemmung, s. dort. Diesen Vorgang kann man einige Male wiederholen.

Ist passiv etwas Bewegungsraum gewonnen worden, soll der Patient die neu erreichte Stellung aktiv halten. Erst die aktive Sicherung des neu gewonnenen Bewegungsausmaßes bringt dauerhaften Erfolg.
Die Ermüdung kann auch dynamisch kon- oder exzentrisch erfolgen. Sind die verkürzten Muskeln schmerzhaft oder im Ursprungs- oder Ansatzbereich gereizt, läßt man gegen einen leichten Widerstand etwa 10 Sekunden lang halten: Postisometrische Relaxation (PIR).

- Ausnutzung der *reziproken Hemmung* (*Sherrington* II):
An der Bewegungsgrenze gibt der Therapeut einen Haltewiderstand für die *Abduktion* im Sinne einer verhinderten Bewegung. Wenn der Patient maximal in die Abduktion anspannt, werden reflektorisch im Sinne der reziproken Hemmung die verkürzten Adduktoren gehemmt = statische Dekontraktion. Diesen Effekt nutzt der Therapeut aus, um nun langsam den Widerstand zu verringern, so daß es zu einer kleinen Bewegung in die gewünschte Richtung kommen kann. Entscheidend: Der Patient darf nicht merken, daß der Therapeut langsam nachgibt. Dies erreicht man durch ein ablenkendes Gespräch.
Besonders gut läßt sich diese Methode anwenden, wenn Schmerzen eine reflektorische Abwehrspannung erzeugen und die Bewegung hindern. Das Bewegungsausmaß, das hiermit verbessert wird, ist natürlich gering, aber es muß nicht passiv »erkämpft« werden. Passive Dehnung ruft sehr viel schneller eine Abwehrspannung hervor als die aktive Methode. Dadurch, daß der Patient nicht weiß, daß die Bewegung weitergehen soll, fühlt er sich durch diesen großen Widerstand, der ihn vor der schmerzhaften Bewegung bewahrt, in Sicherheit – um so eher läßt die Abwehrspannung nach.

138

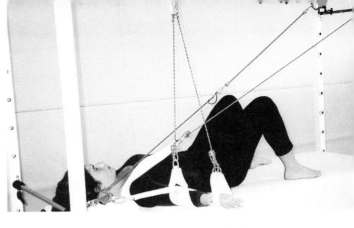

Abb. 176: Dehnlagerung für Pektoralis: Der Arm wird über eine Rolle mit einem Expander verbunden, der die Dehnung ausführt. Das Schulterblatt wird mit der Lasche einer Brustkorbschlinge nach distal fixiert.

Eine weitere schonende Methode, um die verkürzten Adduktoren dehnen zu können, ist die *exzentrische Dekontraktion*: Der Therapeut drückt den Arm des Patienten gegen dessen Widerstand aus der Abduktion in die Adduktion, der Patient bekommt den Auftrag: »Geben Sie meinem Widerstand etwas nach«. Hierbei entfernt man sich von der Schmerzgrenze, der Patient baut nicht so schnell Abwehrspannung auf.

– Sind die Schmerzen an der Bewegungsgrenze nicht allzu groß, kann man eine Dehnlagerung anschließen (siehe auch Kap. 8.4): der Arm des Patienten wird mit einem Zug/Feder/Expander in Richtung Abduktion fixiert (Abb. 176).

Zwischendurch kann der Patient den Antagonisten ermüden, indem er isometrisch gegen den Zug anspannt oder die Feder/den Expander auseinanderzieht. In der Entspannungsphase kann der Therapeut den Zug etwas verkürzen, um das neue Bewegungsausmaß zu sichern. Die Feder oder der Expander ziehen den Patienten automatisch wieder in Dehnstellung.

Auf diese Art und Weise sind Antagonistenermüdung und passive Dehnung sinnvoll miteinander verbunden. Aktivität kann zusätzlich gefordert werden, wenn der Patient versucht, die Feder zu entspannen, indem er in die gewünschte Bewegung weiterzieht = konzentrische Dekontraktion.

Zusatzanwendungen während der Mobilisation:

Eispackung, feuchte Wärmekompresse, Fango.

Anstelle von Federn/Expandern kann auch die Schwerkraft die Dehnung eines verkürzten Muskels übernehmen = PIR. Ein Beispiel wurde bereits in Abb. 157a gezeigt: Dehnung des Iliopsoas. Weitere Beispiele sollen dieses Kapitel abschließen (Abb. 177–180).

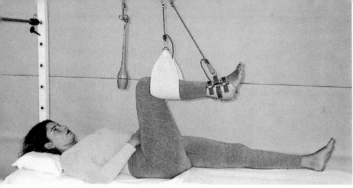

Abb. 177: Gleichzeitige Mobilisation der Hüft- und Knieflexion: »Berühren Sie bitte mit Ihrem rechten Knie die Keule!«.

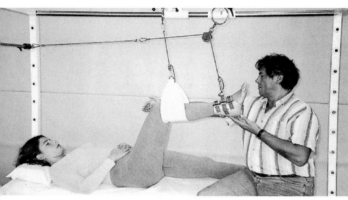

Abb. 178: Aktive Mobilisation der Knieflexion mit Rolle und Expander: »Bitte berühren Sie mit Ihrem rechten Knie meine Hand und drücken Ihre rechte Ferse in meine Hand!«.

– Durch die Schwerkraft wird ein verkürzter Quadrizeps nach einer Knieoperation gedehnt (Abb. 180 a). Die Oberschenkelschlinge hält den Oberschenkel in der gewünschten Flexionsstellung, die beiden schräg auseinanderverlaufenden Züge verhindern das Abkippen des Oberschenkels nach medial oder lateral beim Lockerlassen: Der Patient soll während der ganzen Dehnung den Oberschenkel locker in den Schlingen hängen lassen können. Die Dehnung kann je nach Bedarf durch einen Zug bzw. eine Feder am Fuß abgeschwächt werden. Um evtl. auftretende Schmerzen zu lindern, kann auf das Kniegelenk oder um den Oberschenkel ein Eisbeutel gelegt, Heiße Rolle oder Elektrotherapie appliziert werden.

Zur Ermüdung des Muskels kann der Patient den Unterschenkel etwas anheben und ihn so lange gegen die Schwerkraft halten, bis der Kniestrecker ermüdet. Danach kann er ihn wieder mit der Eigenschwere sinken lassen oder die reziproke Hemmung des Quadrizeps ausnutzen: Eine Feder wird parallel zu einem Seilzug am Fuß eingehängt, der Patient kann gegen den Widerstand der Feder die Ferse nach unten drücken = konzentrische Dekontraktion.

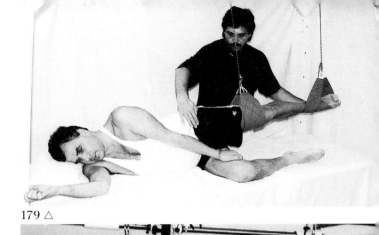

179 △

Abb. 179: Mobilisation der Hüftextension durch reziproke Hemmung und widerlagernde Mobilisation. Auftrag: »Drücken Sie Ihre Ferse fest in meine Hand und gleichzeitig Ihr Becken nach vorne.«

Abb. 180a: Dehnlagerung für einen kontrakten Quadrizeps an der Bewegungsgrenze. Gegen Expanderzug kann der Patient in die Flexion anspannen und dadurch den Quadrizeps hemmen.

Abb. 180b: Kräftigung der Kniebeuger gegen ein Gewicht unter Limitierung der Beugung durch einen parallel geschalteten Zug (Pfeil). Gleichzeitig wird der kontrakte Quadrizeps reziprok gehemmt = Sherrington II (s. Tab. 2).

180a △   180b ▽

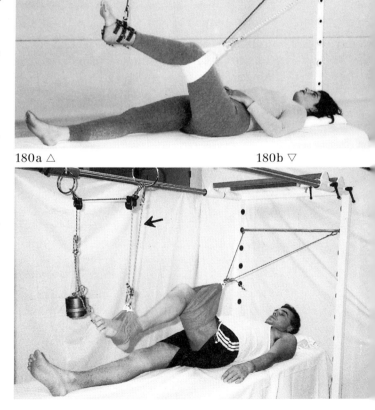

8.5.2 Behandlung einer kapsulären Kontraktur

Die Behandlung besteht aus zwei Teilen:

a) Traktion des Gelenks in physiologischer oder aktueller Ruhestellung zur Dehnung der Gelenkkapsel, Anregen der Synovialbildung und Schmerzlinderung;

b) Gleitmobilisation zur Verbesserung der Gelenkbeweglichkeit.

Für diese Mobilisationsbehandlung im Schlingentisch gelten die Behandlungsprinzipien der Manuellen Therapie. Sie werden hier nicht näher erläutert, da sie in speziellen Kursen erlernt werden müssen. Es sollen hier lediglich einige Vorschläge gemacht werden, wie die Manuelle Therapie im Schlingentisch angewandt werden kann.

Schultergelenk (Abb. 181 bis 190)

1. Mobilisation einer eingeschränkten Abduktion

Die Aufhängung in Abb. 108 a wird als Ausgangsposition gewählt.

– Arm wird in aktueller oder physiologischer Ruhestellung eingestellt, AP bleibt über dem Schultergelenk.

Der Therapeut zieht am Ellenbogen in Verlängerung des Oberarmes nach kaudal = Kaudalgleiten (Abb. 181).

– Arm wird in die maximal erreichbare Endstellung gebracht, dort wird der Humeruskopf nach *kaudal* bewegt (Abb. 182).

Zwei Positionen des Therapeuten sind möglich:

● Stand an der Körperseite des Patienten mit Blickrichtung zum Patienten, die patientennahe Hand drückt mit der Ulnakante den Humeruskopf nach kaudal;

● Stand neben dem Kopf des Patienten mit Blickrichtung zu dessen Füßen. Druck mit der Daumen-Zeigefingergabel der patientennahen Hand nach kaudal (Abb. 182).

In beiden Fällen übt die patientenferne Hand eine leichte Traktion während des Gleitvorgangs aus. Die Traktion kann auch über eine Traktionsmanschette am Unterarm eingestellt werden (Abb. 309).

2. Traktion des Schultergelenks (Abb. 183, 184, 187, 188)

– Aus der Nullstellung oder Ruhestellung im Schultergelenk heraus wird manuell (Abb. 187) oder mit Hilfe eines Traktionsgurtes, der ganz nah dem Schultergelenk am Oberarm angelegt wird, der Arm

142

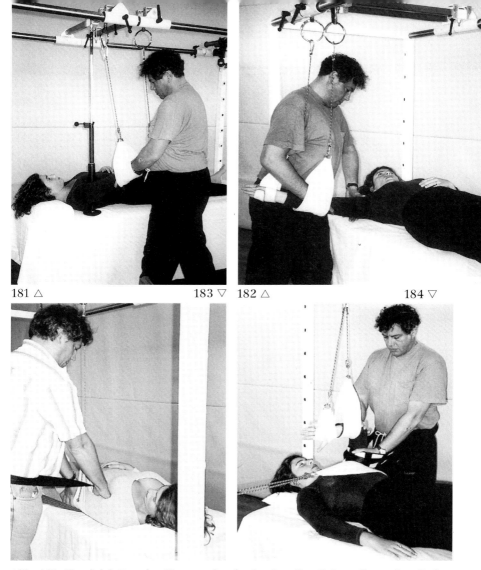

181 △ 183 ▽ 182 △ 184 ▽

Abb. 181: Kaudalgleiten des Humeruskopfes in aktueller Ruhestellung. Der Body-fixateur fixiert die Skapula. – **Abb. 182:** Kaudalgleiten des Humeruskopfes an der Bewegungsgrenze. Die Fixation der Skapula mit einem Hilfsmittel erübrigt sich, da sie am Ende der Depression automatisch gesichert ist.

Abb. 183: Lateraltraktion des Humeruskopfes mit Gurt. Die linke Therapeutenhand am Ellenbogen verhindert die Abduktion des Armes. – **Abb. 184:** Lateraltraktion des Humeruskopfes in 90 Grad Flexion.

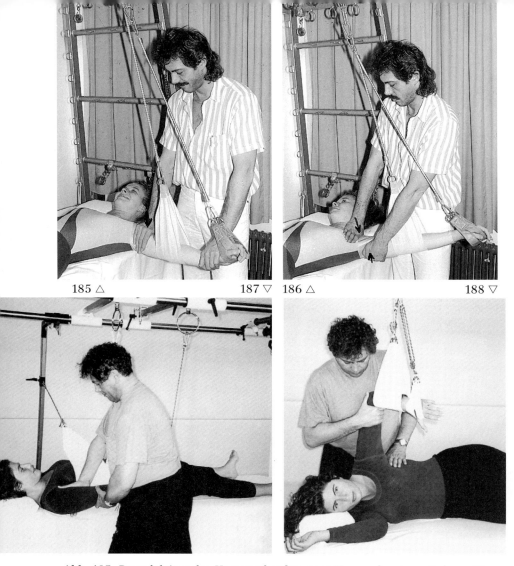

185 △   187 ▽   186 △   188 ▽

Abb. 185: Dorsalgleiten des Humeruskopfes unter Verwendung von Federn. Diese sollen den Arm während des Gleitvorgangs mitgehen lassen. Die Bankkante dient als Gegenlagerung. – **Abb. 186:** Mobilisation des Humeruskopfes nach ventral bei eingeschränkter Extension. Hierbei wird die Skapula zum Punctum mobile, der Humeruskopf zum Punctum fixum, die Skapula wird parallel zu ihrer Gelenkfläche nach distal bewegt.

Abb. 187: Lateraltraktion des Humeruskopfes ohne Gurt. Eine Schlinge fixiert den Brustkorb am Multifixateur. – **Abb. 188:** Traktion des Humeruskopfes in Seitenlage.

nach *lateral* trahiert. Der Therapeut zieht mit Hilfe seines Beckens durch Rückverlagerung seines Gewichts an dem Gurt. Der Therapeut hat dadurch eine Hand frei, um zusätzlich zu fixieren oder am Gelenkspalt zu tasten. Die andere Hand fixiert den Arm am Ellenbogen, damit dieser nicht in die Abduktion ausweicht (Abb. 183, Standardmethode mit Traktionsgurt).

– Aus der 90 Grad Flexionsstellung heraus wird der Humeruskopf nach lateral trahiert (Abb. 184). Fixation und Ausführung wie oben. Diese Traktion kann auch bei eingeschränkter Adduktion angewandt werden.

In beiden Fällen wird der Oberkörper mit einem Gurt um den Brustkorb zur entgegengesetzten Seite fixiert.

In Seitenlage kann mit einem speziellen Griff der Humeruskopf von der Gelenkpfanne gelöst werden (Abb. 188). Diese Position ist äußerst effektiv, da hierbei die Schultermuskulatur am besten entspannt ist.

Hüftgelenk (Abb. 191 bis 197)

1. Gelenkentlastende Traktion nach kaudal-lateral

Aufhängung in 30 Grad Abduktion und 30 Grad Flexion.

Der AP kann über dem Hüftgelenk gewählt werden, wenn anschließend Bewegungen ausgeführt werden sollen. Es können auch zwei AP benutzt werden. Das Becken wird mit einem Bananengurt, einer gefalteten Beinschlinge (evtl. abgepolstert), einem Pin oder mit dem Bodyfixateur (Abb. 191 b) nach kranial fixiert.

Statt Züge können auch Federn benutzt werden, wenn unter Traktion in die Extension bewegt wird. Ein Traktionsgurt (Abb. 191 a, b) an die Hand angelegt, kann dem Therapeuten die Traktionsarbeit erleichtern.

Die Möglichkeit der Traktion des Hüftgelenks besteht auch in Seitenlage (Abb. 192) und in Rückenlage mit flektierter Hüfte (Abb. 193).

Der Zug kann entweder vom Unterschenkel oder vom Oberschenkel aus angesetzt werden. Beachten Sie, daß bei Traktion am Unterschenkel das Knie ganz gestreckt und damit gesichert ist. Bei Knieschäden sollte generell nur vom Oberschenkel aus trahiert werden.

Traktion nach lateral

Ausführung in physiologischer Ruhestellung oder in 90 Grad Hüftflexion (Abb. 194). Die Zugrichtung ist zusätzlich etwas nach kaudal gerichtet, da die Hüftpfanne in einem Winkel von 30 Grad steht. Die Ausführung gleicht der Traktion am Schultergelenk (Abb. 184).

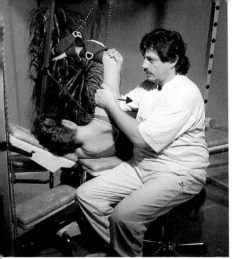
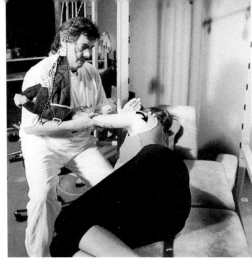

189 △   190 △

Abb. 189: Mobilisation des Humeruskopfes nach kaudal in Seitenlage zur Verbesserung der Abduktion. – **Abb. 190:** Mobilisation des Humeruskopfes nach dorsal-kaudal in Seitenlage zur Verbesserung der Flexion.

Abb. 191a: Traktion des Hüftkopfes in Ruhestellung (30 Grad Hüftflexion und 30 Grad Abduktion) nach kaudal-lateral. Das Kniegelenk muß durch Streckung gesichert sein. – **Abb. 191b:** Traktion des Hüftkopfes in Ruhestellung nach kaudal-lateral vom Oberschenkel aus. Bei instabilem Kniegelenk wird dieses während der Traktion nicht belastet. Der Bodyfixateur sichert das Becken. – **Abb. 192:** Traktion des Hüftkopfes in Ruhestellung in Seitenlage mit einem Seilzug. Das Becken wird mit einem Bananengurt nach kranial fixiert.

191 a, 192 (unten) ▽   191 b ▽

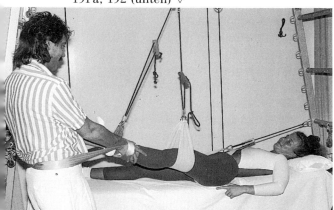
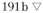
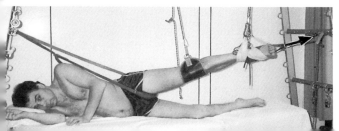
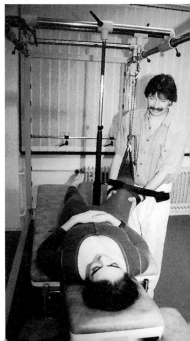

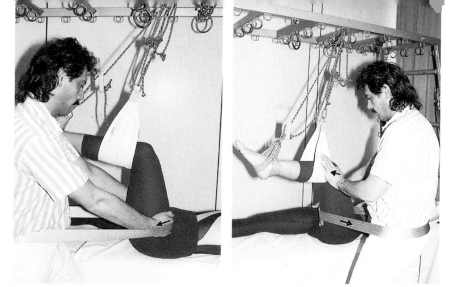

193 △   194 △

Abb. 193: Traktion des Hüftkopfes nach kaudal-lateral in Flexionsstellung der Hüfte zur Schmerzlinderung und zur Mobilisation einer eingeschränkten Flexion. **Abb. 194:** Lateraltraktion des Hüftkopfes in Verlängerung des Femurhalses zur Schmerzlinderung. Die linke Hand des Therapeuten am distalen Oberschenkel verhindert die Abduktion des Beins während der Traktion.

2. Mobilisation einer eingeschränkten Hüftflexion (Abb. 193)

Das Bein wird wie in Abb. 104 aufgehängt. Der AP wird entsprechend der erreichten Flexionsstellung gewählt:
– *kaudal* vom Hüftgelenk, wenn 90 Grad noch nicht erreicht werden;
– *kranial* vom Hüftgelenk, wenn mehr als 90 Grad erreicht werden;
– *im Lot* mit dem Hüftgelenk, wenn dieses Gleiten zur Schmerzlinderung angewandt wird.
Anlegen der Schlinge und Fixierung am Therapeuten wie oben.

3. Mobilisation einer eingeschränkten Extension im Hüftgelenk
   (Abb. 195 bis 197)

Die Gleitmobilisation wird nach *ventral* ausgeführt. Die Bankkante sollte an der Leistenbeuge abschließen, damit die Gleitbewegung nicht behindert wird. Statt Züge sind in diesem Falle Federn zu verwenden, damit es zu keiner Hebelung kommt. Das ganze Bein soll beim Gleitvorgang nach ventral mitgehen.
Aufgehängt wird in der maximal erreichbaren Extensionsstellung, wel-

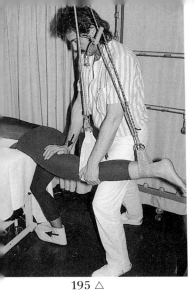

195 △

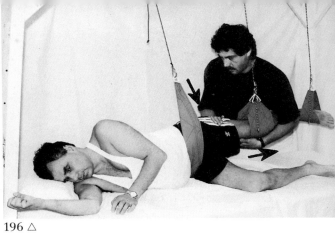

196 △

Drei Möglichkeiten des Ventralgleitens bei eingeschränkter Hüftextension: **Abb. 195 und 196** manuell unterhalb des Tuber ischiadicum, **Abb. 197** mit Gurt.

Abb. 198: Manuelle Traktion des Kniegelenkes. Durch den in Serie geschalteten Expander kann unter Traktion bewegt werden.

Abb. 199: Manuelle Knietraktion unter gleichzeitigem Tasten des Gelenkspaltes. Die Traktion wird durch Einklemmen des Unterschenkels zwischen Rumpf und Unterarm ermöglicht.

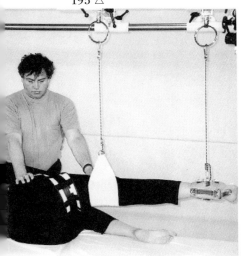

197 △

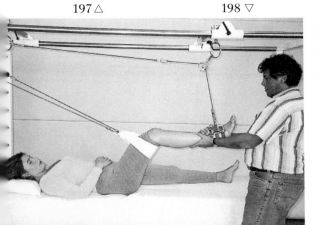

198 ▽

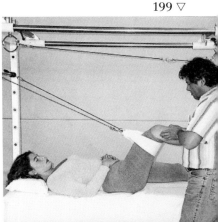

199 ▽

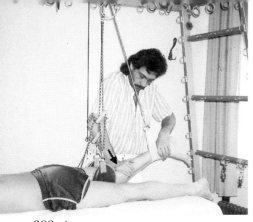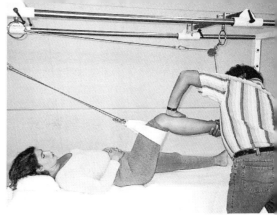

200 △   201 △

Abb. 200: Gleiten der Tibia nach ventral zur Verbesserung der Extension.
Abb. 201: Gleiten der Tibia nach dorsal zur Verbesserung der Flexion.
In beiden Fällen muß der Fuß mit einem Expander aufgehängt sein, um den Gleit-
vorgang nicht zu behindern.

che mit der entsprechenden Federstärke eingestellt wird. Zur Erleichte-
rung für den Patienten sollte das andere Bein mit einem Zug an der
Behandlungsbank fixiert werden. Die einfachste und wirksamste
Methode zeigt Abb. 197.

Kniegelenk (Abb. 198 bis 201)

Bei den nun folgenden Beispielen der Kniemobilisation übernimmt die
proximale Beinschlinge nicht nur eine *Haltefunktion,* sondern auch eine
Fixierungs- bzw. *Gegenlagerungsfunktion,* die sonst ein Sandsack, Kissen
oder die Bankkante übernehmen würde.
Die Schlinge sollte mit ihrem kaudalen Rand nach den Prinzipien der
Manuellen Therapie immer möglichst nahe am Gelenkspalt angelegt
werden. Ebenso hat dies mit der mobilisierenden Hand zu geschehen.

1. Entlastende Traktion

Die Traktion kann mit den Händen (Abb. 198), Traktionsmanschette oder
durch Einklemmen des Unterschenkels zwischen Oberarm und Rumpf
des Therapeuten ausgeführt werden (Abb. 199). Mit der Schlinge am
Oberschenkel wird die Flexionsstellung des Knies individuell eingestellt.

2. Mobilisation der eingeschränkten Knieextension

(Tibia nach ventral) (Abb. 200)
Die nahe am Kniegelenkspalt liegende Oberschenkelschlinge darf nicht
auf die Patella zu liegen kommen (Druck vermeiden!).
Für die Fußschlinge wird eine Feder/ein Expander benutzt, um den
Unterschenkel beim Gleitvorgang nicht zu blockieren.

149

3. **Mobilisation der eingeschränkten Knieflexion** (Tibia nach dorsal) (Abb. 201).
Die mobilisierende Hand muß immer genau 90 Grad zum Unterschenkel stehen. Mit einer Fußtraktionsmanschette und einem Gewicht wird die Tibia unter Traktion gehalten (s. Abb. 311 a).

8.6 Schmerzbehandlung

Die größte Anzahl der Patienten im chirurgisch-orthopädischen Bereich kommt zu unserer Behandlung, weil sie sich dadurch Schmerzlinderung oder sogar Schmerzbefreiung erhofft.
Die Ursachen der Schmerzen unserer Patienten sind oft schwer zu ergründen, ihr Entstehungsmechanismus ist manchmal so komplex, daß der Therapeut nicht immer sofort die richtige Therapiemaßnahme ergreifen kann.
Anhand von fünf Punkten möchte ich die Möglichkeit, im Schlingentisch auf Schmerzen einzugehen, näher beschreiben:

8.6.1 Schmerzlinderung durch Lagerung
8.6.2 Schmerzlinderung durch Kombination mit anderen Therapiemaßnahmen
8.6.3 Schmerzlinderung durch reibungsfreies hubfreies Bewegen
8.6.4 Schmerzlinderung durch Traktion
8.6.5 Schmerzlinderung durch Entspannung.

8.6.1 Schmerzlinderung durch Lagerung

Im Schlingentisch kann man durch die spezifische Lageeinstellung individuell auf die Bedürfnisse des Patienten eingehen und ihm eine schmerzfreie Therapieposition ermöglichen. Näheres siehe Kapitel 10.2.

8.6.2 Schmerzlinderung durch Kombination mit anderen Therapiemaßnahmen

Folgende Therapieformen lassen sich im Schlingentisch sehr gut mit Entspannung, Dehnlagerungen, Traktionen, schmerzfreien Lageeinstellungen, Fixation etc. kombinieren:
– Elektrotherapie (Abb. 315)
– Massage (Abb. 314)

150

- Heiße Rolle
- Kryotherapie (Abb. 180 a)

Auf Seite 141, 179, 229 und 232 sind einige Beispiele näher erläutert.

8.6.3 Schmerzlinderung durch reibungsfreies/ hubfreies Bewegen

Mit den Aufhängungen am Dekompressionsstab lassen sich reibungs- und hubfreie Bewegungen ohne Gelenkbelastung durchführen. Das bewegte Gelenk wird bei diesen Bewegungen geschont und der Patient kann die Bewegungen meist ohne Schmerzen ausführen. Dadurch kommt er aktiv in Bewegungsräume, die er sonst wegen Schmerzen nicht mehr ausführen kann. Die Bewegungserleichterung, die ebenfalls hinzukommt, wird den Patienten psychisch günstig beeinflussen.

8.6.4 Schmerzlinderung durch Traktion

Traktionen bedeuten immer eine Entlastung für ein Gelenk. Die Produktion von Gelenkflüssigkeit wird angeregt, die Gelenkkapsel leicht in Dehnung gebracht. Dadurch werden die Mechanorezeptoren gereizt, was zu einer lateralen Schmerzhemmung in der Substantia gelatinosa im Hinterhorn des Rückenmarks führt: Schmerzdämpfung nach der *Gate-Control-Theorie*.

Die verschiedenen Traktionen wurden bereits bzw. werden noch entsprechend bei den Aufhängungen besprochen. Ich fasse sie noch einmal kurz zusammen:
- Traktion am Schultergelenk (Abb. 181, 183, 184, 187, 188)
- Traktionen an der Halswirbelsäule (Abb. 203−206)
- Traktionen an der Lendenwirbelsäule (Abb. 217−223)
- Traktionen am Hüftgelenk (Abb. 191−194, 312)
- Traktionen am Kniegelenk (Abb. 198, 199, 311)

Die Traktionen werden im Schlingentisch durch die Haltearbeit der Schlingen, die guten Fixierungsmöglichkeiten und durch die günstige Kombination mit schwerelosem Bewegen, Entspannungsmaßnahmen mit Federn, Dehnlagerung, Kräftigungsmöglichkeiten, Lagerungsmöglichkeiten, Fango, Massage, Elektrotherapie, Kryotherapie, feuchter Wärme etc. wesentlich erleichtert und effektiver.

8.6.5 Schmerzlinderung durch Entspannung

In jüngster Zeit wird immer mehr Bedeutung der Körperwahrnehmung beigemessen. Wer gelernt hat, seinen Körper bewußt zu fühlen, ist auch fähig, zu entspannen und unbewußte Anspannungen sofort zu erkennen. Hier ist oft ein entscheidender Ansatz zur erfolgreichen Therapie von Schmerzproblemen möglich. Im nächsten Kapitel wird dieses Problem näher beleuchtet.

8.7 Entspannungstherapie

Im Schlingentisch besitzen wir eine optimale Möglichkeit, den Patienten zur *Entspannung zu bringen* und diese auch objektiv zu *kontrollieren*. Dabei lassen sich bereits bekannte Entspannungstechniken wie z. B. postisometrische Relaxation oder das konzentrative Nachempfinden der Körperschwere sehr gut mit den Entspannungstechniken im Schlingentisch kombinieren.

Die meisten Patienten, die in unsere Behandlung kommen, sind nicht in der Lage, bestimmte Teile ihres Körpers zu entspannen.

Die häufigste Antwort, die man auf die Aufforderung bekommt, doch ganz locker zu lassen, ist:»Sehen Sie, ich bin doch ganz locker«, wobei die Patienten mit den Achseln zucken oder den Arm in der Luft hin und herschwingen. Ihre Vorstellung von Entspannung ist ganz anders. Man muß also erst einmal den Patienten erklären, was es bedeutet, entspannt zu sein.

Sehr gut läßt sich die Entspannungsfähigkeit in einer axialen Aufhängung kontrollieren: Die Extremität fällt immer bei Entspannung in die physiologische Ruhestellung. Fällt beispielsweise in Rückenlage das aufgehängte Bein nicht in 30 Grad Abduktion, läßt der Patient nicht locker oder es bestehen Muskeldysbalancen, Gelenkkontrakturen, Gelenkfehlstellungen oder ähnliches.

Wie wichtig die Entspannung für die Genesung vieler Erkrankungen ist, braucht nicht näher erläutert zu werden. Der Circulus vitiosus: Schmerz − reflektorische Abwehrspannung − Durchblutungsverminderung − Schmerzverstärkung − usw. dürfte hinreichend bekannt sein.

Wir können diesen Kreis an jeder Stelle durchbrechen:
− direkte Schmerzdämpfung mit Hilfe von Kryotherapie, Verdeckungseffekt bei Reizströmen, Plateaueffekt der Interferenzströme, Analge-

sierung durch Anelektrotonus, Analgesierung durch Iontophorese mit Medikamenten, ärztlicherseits durch orale Verabreichung von Schmerzmitteln oder Injektionen.
– Durchblutungsförderung durch Massage, Bindegewebsmassage, Elektrotherapie, Fango, Heiße Rolle, Hydrotherapie etc.
– Abbau der erhöhten Muskelspannung und der allgemein erhöhten Erregbarkeit des Nervensystems durch Autogenes Training, Streichmassage, Vibrationen, Schüttelungen, Sprudelbäder, Absteigende Galvanisation im Stangerbad, Dekontraktionstechniken.

In folgenden Körperregionen können die Patienten sehr schlecht entspannen:

- Schultergürtel – Nackenbereich
  Anwendung: Kopf-Armaufhängung (Abb. 125)
- Schultergürtel – Armbereich
  Anwendung: beidseitige Armaufhängung in Rückenlage
  einseitige Armaufhängung in Seitenlage (Abb. 112)
- Beckengürtel – LWS-Bereich
  Anwendung: Becken-Beinaufhängung (Abb. 119, 212)
- Beckengürtel – Beinbereich
  Anwendung: Beinaufhängung in Rückenlage (Abb. 97)
  Beinaufhängung in Seitenlage (Abb. 101)

Der Indikationsbereich für die Entspannungstherapie ist breit gefächert. Es seien hier nur die wichtigsten und häufig vorkommenden Krankheitsbilder genannt:

– HWS-Syndrom	– Psychosomatische Erkrankungen
– Zervikobrachialgie	– M. Parkinson
– Lumbalgie	– Erkrankungen der Atmungsorgane
– Ischialgie	– Migräne
– Koxarthrose	– Muskuläre Kontrakturen
– Postoperative Zustände	

Entspannungstechniken im Schlingentisch:
1. *Pendeln* – horizontale Richtung
2. *Schwingen** – vertikale Richtung
3. Kombination von 1 und 2.

---

* Anmerkung: Zur besseren Differenzierung wird dieser Begriff hier nur auf die vertikale Richtung beschränkt.

8.7.1 Pendeln

Der Aufhängepunkt sollte so gewählt werden, daß die Bewegung nicht gebremst oder erschwert wird – am besten lotrecht über dem Drehpunkt der Bewegung (Gesetz Nr. 2).

Es gibt zwei Arten der Durchführung:

1. Der Patient schwingt eine Weile in beide Richtungen und läßt dann den Körperteil auspendeln. Der Patient kann dabei auch die Augen schließen. Entscheidend ist das harmonische Auspendeln, d. h. die Bewegung darf nicht *zu früh* abstoppen, aber auch nicht *zu lange* ausschwingen. Dies muß dem Patienten klargemacht werden. Der Therapeut kann dieses Auspendeln selbst vormachen oder es den Patienten selbst spüren lassen, indem er das Auspendeln an dem Körperteil des Patienten vormacht.

2. Der Therapeut pendelt selbst den Körperteil des Patienten und fordert ihn nach einer Weile auf, ruhig auszupendeln.

   Oft hilft dem Patienten beim Entspannen die Vorstellung, alles sei gelähmt oder man sei bewußtlos.

8.7.2 Schwingen

Das Schwingen wird mit Federn oder Expandern durchgeführt. Entscheidend ist hierbei, daß die Feder/Expanderstärke nicht *zu stark* gewählt wird. Sonst kommt es zu keinem harmonischen Schwingen.

Die beiden Durchführungsvarianten des Pendelns können auch hier angewandt werden.

Ebenfalls ist hierbei auf das *harmonische Ausschwingen* zu achten. Das Schwingen kann natürlich nicht am Kopf und am Becken angewandt werden. Weitere Übungen zur Entspannung für diese beiden Körperteile siehe Kapitel 8.10 »Spezialaufhängungen«.

8.7.3 Kombination von Pendeln und Schwingen

Diese Form stellt an den Patienten höhere Ansprüche und sollte erst geübt werden, wenn die beiden ersten Techniken einigermaßen beherrscht werden. Hier ist es sinnvoll, daß der Therapeut die zweidimensionale Bewegung in Gang setzt und der Patient versucht, die Bewegung ausklingen zu lassen.

8.7.4 Kombination mit weiteren Entspannungstechniken

Um dem Patienten die Anspannung bewußt zu machen, kann man folgende Techniken anwenden:
– Rhythmische Stabilisation
– Haltewiderstand
– Isometrische Anspannungen gegen Widerstand des KG
– Anspannen gegen gedachten Widerstand
– Grundspannung aufbauen (s. S. 118)
– Kombination mit der Atmung
Darauf folgt das bewußte Nachempfinden der Schwere des Körperteils in den Schlingen. Anschließend kann mit Pendeln/Schwingen fortgefahren werden. Zwischendurch lassen sich gut Ausstreichungen, Schüttelungen und Vibrationen zur Verbesserung der Entspannung einschalten.

8.8 Koordinationsschulung

Wann sprechen wir von einer normalen, wohlkoordinierten Bewegung? Was zeichnet eine normale Bewegung aus?*
Koordination muß näher definiert werden. Wir benutzen diesen Begriff so oft, ohne eigentlich konkret angeben zu können, was Koordination bedeutet.
Koordination beinhaltet folgende Faktoren:
– angepaßte Dosierung der Geschwindigkeit einer Bewegung,
– angepaßte Dosierung der Kraft,
– kürzester Bewegungsweg zu einem Ziel hin,
– richtige Muskelaktionsfolge, zeitliches Zusammenspiel der einzelnen Muskeln.
Viele neurologische Erkrankungen haben den Verlust der Koordination zur Folge. Dies äußert sich z. B. in unkontrollierten, weit ausfahrenden, zittrigen Bewegungen oder in der Unfähigkeit, eine Stellung ruhig einzunehmen.
Da im Schlingentisch die Bewegungen auf eine Ebene reduziert werden,

---

* Auch in der Medizinischen Trainingstherapie wird Koordination geschult (s. Kap. 8.2). Diese Art der Koordinationsschulung wird in diesem Kapitel nicht angesprochen.

braucht sich der Patient auch nur auf eine Ebene zu konzentrieren. Dies bedeutet eine Erleichterung der Koordination.

Auf der anderen Seite kann die Instabilität, die eine solche Aufhängung mit sich bringt, dem Patienten Schwierigkeiten bereiten, eine Stellung ruhig einzunehmen oder langsam zu bewegen. Hier kann aber durch einen manuellen Widerstand des Therapeuten meist abgeholfen werden.

Anwendung: − Ataxien bei Multipler Sklerose, Kleinhirnerkrankungen, Rückenmarkerkrankungen
                    − Athetose (mit Einschränkung)
                    − Hemiplegie mit nur geringer Spastik

Ziel der Therapie ist es natürlich, vom Schlingentisch wieder abzukommen und mehrdimensionale Bewegungen anzubahnen.

Zum Üben der Koordination der Extremitätenbewegungen werden die Aufhängungen aus Kap. 7.1 angewandt. Nur bei diesen Aufhängungen bleibt die Bewegung in einer Ebene (Gesetz Nr. 2).

Bei allen Übungen muß der Patient die Bewegungen langsam und unter voller Konzentration durchführen. Stimulieren Sie seine Aufmerksamkeit durch Kommandos und durch die Aufforderung zum Blickkontakt mit der durchgeführten Bewegung.

Übungen

Folgende Bewegungen lassen sich sehr gut in der oben erwähnten Aufhängungsart einüben:

- *In Seitenlage:* − gestreckten und gebeugten Arm nach oben/nach hinten führen (Abb. 111 und 112);
  - gebeugten Arm nach oben, gestreckten Arm nach hinten führen und umgekehrt;
  - in verschiedenen Flexionsstellungen der Schulter Ellenbogen beugen und strecken (Abb. 116);
  - im Kniegelenk beugen und strecken bei verschiedenen Hüftgelenkstellungen (Abb. 105);
  - Hüftflexion und -extension (Abb. 100 und 101);
  - Spielbeinphase: aus der Hüftextension geht der Patient in die Hüft- und Knieflexion, streckt dann selektiv das Knie unter Beibehaltung der Hüftflexion;
  - Standbeinphase: in verschiedenen Hüftextensionsstellungen soll das Bein gestreckt gehalten werden. Als Hilfe kann vom Fuß her Richtung Hüfte approximiert werden.

156

- *In Rückenlage:* – gestreckten Arm abspreizen und heranziehen, einmal mit Innenrotation, einmal mit Außenrotation (Abb. 108 a);
  – gestrecktes Bein abspreizen und wieder heranführen (Abb. 97).
- *Im Sitz:* – Ellenbogen beugen und strecken, dies in verschiedenen Schulterabduktionsstellungen (Abb. 117);
  – gebeugten/gestreckten Arm abspreizen und heranführen (Abb. 109).

Weitere Variationen

– Die Extremität *langsam* in beide Richtungen hin- und herbewegen, dabei von distal her eine Spannung aufbauen, indem eine Faust gemacht, etwas mit der Hand festgehalten oder der Fuß hochgezogen wird. Als Hilfe kann der Patient die Extremität in die Schlingen nach unten drücken, während er bewegt. Dies gibt ihm etwas mehr Halt und baut noch mehr Spannung auf.

– Zusätzlich zu obiger Übung dem Patienten einen angepaßten richtungsgebenden Widerstand geben.
Bei manchen Patienten verstärken sich die ataktischen Bewegungen, wenn der Widerstand stark ist, für manche wiederum ist er eine Hilfe. Hier hilft nur ausprobieren.

– Zusätzlich zu einem wohldosierten richtungsgebenden Widerstand hilft dem Patienten die Vorstellung, er sei in einem zähflüssigen Moor und er muß seine Extremität mühsam durch die zähe Masse bewegen.

– Besonders schwierige Bewegungsabschnitte sollten gesondert geübt werden. Nicht alle Bewegungsabschnitte sind für den Patienten gleich schwer.
Man beginne mit einem Placing oder einem Haltewiderstand in einer schwierigen Position und vergrößere von da aus den Bewegungsradius durch immer größer werdende Bewegungsausschläge.

– Aus einer der beiden Endstellungen soll der Patient *langsam* wieder in die Ruhestellung zurückgehen (exzentrische Koordination).
Als Hilfe kann der Therapeut von der entgegengesetzten Seite her seine Hand an die Extremität legen mit dem Kommando:»Bleiben Sie an meiner Hand, während sie langsam zurückgehen!« der Therapeut geht dabei langsam mit zurück.

8.9 Therapie in den Wirbelsäulenaufhängungen

8.9.1 Kopfaufhängung

Abb. 202 a bis e zeigen die zur Therapie benutzten Varianten einer Kopfaufhängung. Je nach Bedürfnis kann die Aufhängung mobiler oder stabiler gemacht werden.

Hinweis: Bei Patienten mit Schwindelanfällen kann die mobile Kopfaufhängung wegen Unverträglichkeit kontraindiziert sein.

Anmerkung zu den einzelnen Varianten:

Abb. 202 a: Dies ist die einfachste und flexibelste Aufhängeart, besitzt aber einen kleinen Nachteil: Der Patient hat den Kopfbügel direkt über den Augen. Benutzt man parallel zum Seilzug noch eine Feder, wird die Aufhängung auch noch in Richtung Extension mobil.

Abb. 202 b: Der Kopf läßt sich durch die Verwendung von zwei Zügen bezüglich der Rotation individueller einstellen, der Kopfbügel ist nicht direkt über dem Kopf des Patienten.

Abb. 202 c: Diese Aufhängung ist die stabilste Form der Kopfaufhängung, der Kopf kann aber möglicherweise durch die schräg verlaufenden Züge etwas eingeengt sein. Individuelle Kopfeinstellung bezüglich Rotation ist möglich.

Abb. 202 d: Der Kopf ist im Hinblick auf die Rotation sehr frei, die schräg verlaufenden Züge engen den Kopf eventuell etwas ein. Individuelle Rotationseinstellung ist nicht möglich (labile Form).

Abb. 202 e: Diese Aufhängeform besitzt gegenüber Abb. 202 a zusätzlich den Vorteil, daß der Kopfbügel nicht direkt über dem Gesicht des Patienten hängt.

In der Regel hängt man zur besseren Entspannung beide Arme in einer Mehrpunktaufhängung auf. Die AP der Arme verlagert man nach kaudal, um die Skapulae in eine leichte Depression zu bekommen.

Die HWS sollte etwa bis Th 2 überhängen, damit auch der obere Trapeziusrand noch gut erreicht wird. Folgende Methoden haben sich hierbei bewährt:

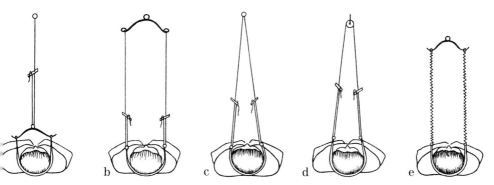

Abb. 202a–e: Varianten der Kopfaufhängung.

– Lagerung auf Spezialkissen, s. S. 42
– Eine Bank mit 90 Grad abklappbarem Kopfteil.
– Benutzung eines höhenverstellbaren Beistelltischchens am Kopfteil
  der Bank. Es wird weggenommen, sobald der Kopf hängt.

Folgende Strukturen an der HWS sollte man für eine gezielte Funktions-
diagnostik und Therapie tasten können:
– Dornfortsätze von C 2, 6, 7 und Th 1
– Querfortsätze des Atlas
– Querfortsätze von C 3 bis 7 und deren Gelenkfacetten.

I. Traktionen der Halswirbelsäule (Abb. 203 bis 206)

Der Kopf wird mit den Zügen auf eine dem Patienten angenehme Stellung
eingestellt. Angestrebt wird hierbei die symmetrische Nackenstreckung
(Hinterhauptschub). Der Therapeut sitzt oder steht am Kopfende des
Patienten.
Es gibt mehrere Varianten für die manuellen Traktionen der HWS.

Besitzt man ein elektronisches Extensionsgerät (Tru-trac), kann man die
Extension mit Hilfe einer zusätzlichen Glissonschlinge vornehmen. Ich
empfehle aber diese Art von Traktionen in diesem Falle nicht, da es
zusätzliche Arbeit mit sich bringt.
Die manuelle Traktion läßt sich viel besser in die Behandlung integrieren
und ist schonender.

Anwendung: – HWS-Syndrom   – Zervikale Diskopathie
            – M. Scheuermann   – M. Bechterew
            – Zervikobrachialgie – M. Parkinson

159

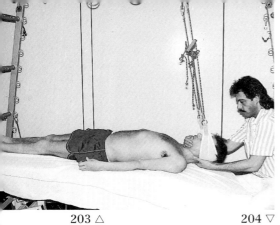

203 △   204 ▽

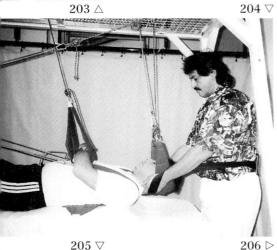

Abb. 203: Traktion der HWS: Die Hand des Therapeuten am Kinn sichert den Hinterhauptschub. – **Abb. 204:** Traktion der HWS mit Gurt: Die Laschen der Brustkorbschlinge fixieren die Schulterblätter.

Abb. 205: Kipptraktion bei aufgestütztem Unterarm an den Querfortsätzen: Es kann gezielt auf einzelne Abschnitte eingegangen werden. – **Abb. 206:** Traktionsvariante bei größeren Köpfen.

205 ▽   206 ▷

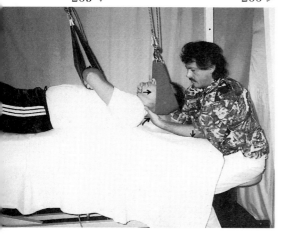
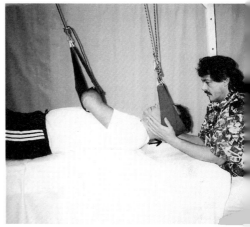

160

2. Mobilisation der Halswirbelsäule

Es gibt aktive und passive Mobilisationstechniken.
In der Krankengymnastik werden überwiegend aktive Techniken bevorzugt. Die passiven Techniken, wozu vor allem die chiropraktischen Handgriffe zählen, sind vorwiegend Sache von Ärzten. Diese Techniken einzeln zu beschreiben, würde den Rahmen dieses Buches sprengen. Sie müssen in speziellen Kursen erlernt werden. Nachfolgend seien diese Techniken daher nur mit Namen erwähnt.

Neben einer allgemeinen Mobilisation kann man in der HWS gezielt Segmente mobilisieren durch:
– die Lokalisation des AP
– die Flexions-/Extensionsstellung der HWS
– die Fixierung eines Dorn-/Querfortsatzes (Gegenhalttechnik)
– die Hypomochliontechnik (Bewegen um einen Fixpunkt, z. B. Finger)
– die Mitnehmertechnik am Dorn- bzw. Querfortsatz.

Lateralflexion

Will man gezielt auf die einzelnen HWS-Segmente eingehen, wählt man den AP folgendermaßen:
– für C1/2 etwa über Nasenspitze
– für C3/4 etwa über Mund
– für C5/6 etwa über Kinn
– für C7/Th1 etwa über Kehlkopf.

Damit die Lateralflexion optimal erleichtert wird, sollte der Aufhängepunkt *drehbar* sein (s. Abb. 51).
Nach *Lovette 2* laufen in der HWS Lateralflexion und Rotation immer *gleichsinnig* ab: Neige ich den Kopf des Patienten nach rechts, findet gleichzeitig eine Begleitrotation nach rechts statt.
Mobilisieren wir also die Lateralflexion, beeinflussen wir gleichzeitig die Rotation.
Bei maximaler Flexion der HWS findet die Lateralflexion nur in den oberen Segmenten statt, bei zunehmender Extension werden die oberen Segmente verriegelt und es bewegen nur mehr die unteren Segmente. Genauso verhält es sich mit der Rotation. Hiermit haben wir eine zweite Möglichkeit, gezielt auf ein einzelnes Segment einzugehen: Mit den Zügen stelle ich den Kopf in die gewünschte Flexionsstellung ein und mobilisiere die Lateralflexion bzw. Rotation.

Rotation

Die oben erwähnten gezielten Mobilisationstechniken kommen hier ebenfalls zur Anwendung, mit Ausnahme der Hypomochliontechnik. Die Rotation läßt sich in der Kopfschlinge nicht ganz so gut durchführen wie die Lateralflexion: Die endgradige Rotation wird durch die Schlingen etwas behindert. Deswegen ist es günstig, wenn der Therapeut seine Hände in die Schlinge hineinlegt, so daß also der Kopf des Patienten und die Hände des Therapeuten von der Schlinge gehalten werden.

Dadurch entfernt sich die Schlinge etwas vom Gesicht des Patienten und behindert nicht mehr so stark die Rotation. Geeignet sind hierbei nur die Aufhängungen in Abb. 202 b und 202 e, wobei der Kopfbügel so breit wie möglich sein sollte.

Bei Steilstellung der HWS findet die Rotation nur zwischen Atlas und Axis statt, weil die unteren Wirbel verriegelt sind.

Mit zunehmender Extension werden immer mehr die unteren Segmente mitbeteiligt. Bei voller Extension findet die Rotation nur mehr in der unteren HWS statt.

Anwendung: – M. Bechterew
              – M. Scheuermann
              – Segmentale Blockierung
              – M. Parkinson
              – Torticollis

3. Massagegriffe

1. Paravertebrale Zirkelungen

Da in dieser Position die autochthone Nackenmuskulatur vollkommen entspannt ist, lassen sich Myogelosen sehr gut tasten.

Vorsicht: Nicht die Querfortsätze, die sich in dieser Position auch tasten lassen, mit Myogelosen verwechseln. Besonders häufig kommt dies bei den breiten Querfortsätzen des Atlas vor.

Die Zirkelungen können bis zum Trapezius ausgedehnt werden.

2. Knetungen am Trapezius

Diese Knetungen werden nur mit Daumen und Zeigefinger ausgeführt, wobei der Daumen auf der Ventralseite des Trapezius liegt, der Zeigefinger auf der Dorsalseite. Der Therapeut kann dabei am Kopf des Patienten

162

sitzen oder seitlich vor dem Patienten stehen. Wenn man sehr intensiv knetet, kann man auch den M. levator scapulae miterreichen.

3. Extensionsmassage

Hierbei werden kräftige Ausstreichungen mit den Fingerkuppen vorgenommen. Beginnend bei Th 1/2 wird paravertebral auf dem M. erector trunci nach kranial gestrichen, bis man am Okziput angekommen ist. Dort hakt man mit den Fingerkuppen ein und leitet in eine leichte Kopftraktion über. Man kann auch am oberen Trapeziusrand beginnen und streicht bis zu den Processi mastoidei aus, wo man dann ebenfalls wieder eine leichte Traktion anschließt. Im Haaransatzbereich muß der Druck der Finger etwas nachlassen, da der Zug an den Haaren unangenehm sein kann.

Ebenfalls sehr angenehm und wirkungsvoll ist eine andere Variante der Extensionsmassage: In fließendem Wechsel werden unter Zug Ausstreichungen mit der ganzen Hand nach kranial durchgeführt.

Die Finger auf der einen und der Daumen auf der anderen Seite gleiten über die Querfortsätze. Puder oder Massageöl erleichtert die Ausstreichungen.

4. Muskeldehnung

M. trapezius pars descendens (Abb. 207)

Der Kopf wird unter leichter Traktion (Entlastung der HWS-Gelenke) in Rotation zur gedehnten, Seitneigung zur nicht gedehnten Seite und Flexion eingestellt.

Die Rotation wird durch Verkürzung eines Seilzuges, die Lateralflexion durch laterale AP-Verschiebung erreicht. Für die Flexion der HWS werden beide Seilzüge an der Kopfschlinge verkürzt.

Um die Gelenke der HWS zu schonen, sollte die Dehnung durch Bewegen der Skapula nach kaudal erfolgen, der Kopf bleibt in der oben erwähnten Einstellung.

M. levator scapulae (Abb. 208)

Mit der gleichen Technik wie bei der Dehnung des M. trapezius wird die HWS in Lateralflexion und Rotation zur Gegenseite der Dehnung eingestellt. Der Arm auf der gedehnten Seite wird durch Verschiebung des AP nach kranial eleviert und die Schulter vom Ellenbogen her nach kaudal geschoben.

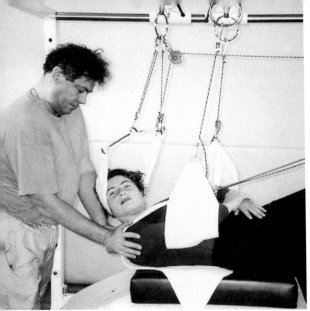
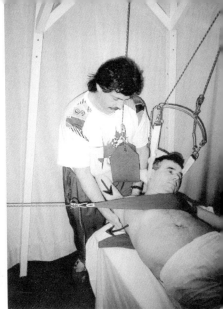

207 △   208 △

Abb. 207: Dehnung des M. trapezius pars descendens. – **Abb. 208:** Dehnung des M. levator scapulae.

Abb. 209a–c: Möglichkeiten der Dehnung der kurzen Nackenmuskeln an den Kopfgelenken. Durch die Verwendung einer Feder am Deckenteil (nicht sichtbar) kann der Kopf nach dorsal bewegt werden. Die Nickbewegung wird entweder mit der Hand an Stirn (Abb. a) bzw. Oberkiefer (Abb. b) oder mit der Schulter des Therapeuten durchgeführt (Abb. c). Die andere Hand führt eine leichte Traktion durch und unterstützt die Nickbewegung.

209a ▽   209b ▽   209c ▽

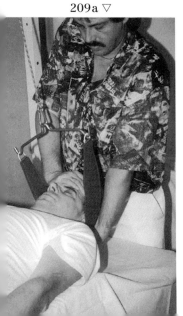
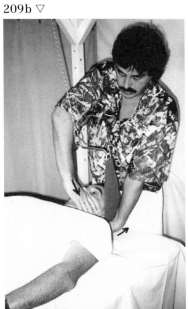
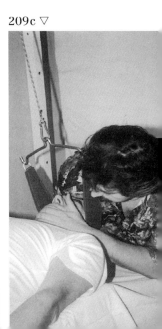

Kurze Nackenmuskeln (Abb. 209 a bis c)

Wenn der Patient den Auftrag bekommt, ein Doppelkinn zu machen, werden automatisch die oberen Kopfgelenke in Flexion mobilisiert und damit die kurzen dorsalen Nackenmuskeln (M. obliquus und M. rectus capitis) gedehnt. Diese Nickbewegung kann der Therapeut noch zusätzlich mit verschiedenen Grifftechniken passiv unterstützen.

Mm. scaleni

Die Kopfeinstellung ist die gleiche wie bei der Trapeziusdehnung, nur mit dem Unterschied, daß der Kopf mit Hinterhauptschub nach dorsal geführt wird. Die Dehnung erfolgt in der Exspirationsphase, da die Skaleni Atemhilfsmuskeln sind. Verstärkte Dehnung geschieht durch zusätzliche manuelle Mobilisation der ersten und zweiten Rippe in Exspiration.

M. sternocleidomastoideus

Die Kopfeinstellung wird wie bei der Dehnung der Skaleni vorgenommen.

5. Entspannung des Schulter-Nackenbereiches

1. Auspendeln und Ausschwingen der Arme
   Diese Techniken wurden bereits in Kapitel 8.7 beschrieben. Ergänzend sei bemerkt, daß das Auspendeln des Kopfes, wenn überhaupt, nur in ganz kleinem Ausmaß möglich ist. Viele Patienten bekommen Schwindel oder Übelkeit, wenn der Kopf zu schnell bewegt wird. Das Schwingen wird am Kopf aus den eben genannten Gründen überhaupt nicht ausgeführt.
2. Das Schulterblatt läßt sich zur Entspannung sehr gut vom Arm aus schütteln. Dazu umfaßt man den distalen Oberarm mit beiden Händen und bewegt das Schulterblatt rhythmisch in kraniokaudaler Richtung. Achten Sie besonders in diesem Bereich auf die richtige Entspannung.

Der Patient soll selektiv den Trapezius entspannen können, während distal am Arm eine Aktivität durchgeführt wird.
Vorschlag zum Üben:
Der Patient hält etwas fest in seiner Hand und der Therapeut bewegt vom Arm her das Schulterblatt nach kranial-kaudal. Dabei darf der Patient, wie in Kap. 8.7 bereits beschrieben, nicht aktiv mithelfen oder der Bewegung Widerstand leisten.

Durch die Technik »Anspannen und Entspannen« soll dem Patienten zuerst diese selektive Bewegung deutlich gemacht werden.

Tips für die Praxis: – Versuchen Sie bei den Entspannungstechniken beruhigende Musik im Hintergrund laufen zu lassen, sofern es der Patient wünscht.

– Der Patient soll sich bestimmte Orte vorstellen, an denen er sich gut entspannen kann: Strand, Wald, Wiese am Bach etc. Nehmen Sie die Geräuschkulisse dieser Umgebungen auf Band auf und spielen Sie diese ein, während sich der Patient vorstellt, an diesen Orten zu sein. Beziehen Sie immer auch die Atmung mit in die Entspannung ein: Hierbei gibt es eine Menge Möglichkeiten, die in einschlägiger Literatur eingehend beschrieben sind.

– Wärme in Form einer Rotlichtlampe, die während der Entspannung auf den Patienten gerichtet ist, kann die Entspannung und das Wohlbefinden des Patienten fördern.

6. Aktive Stabilisierungsübungen (Abb. 210 und 211)

Bei den Spannungsübungen am Kopf werden am besten die Arme in Stemmführung und Rotationsmittelstellung eingestellt, Schulterblätter spannen nach kaudal und dorsal. Der Kopf zieht in die symmetrische Nackenstreckung. Die Beine liegen auf einer Unterlage oder sind in 60–90 ° Flexion aufgehängt.

Übungen

– Der Therapeut gibt von allen Seiten des Kopfes Haltewiderstände.
– Widerstand für die Rotation wird folgendermaßen gegeben: Eine Hand drückt von *links* in der Nähe des Prozessus mastoideus, die andere Hand drückt von *rechts* gegen das Kinn, wenn die Kopfrotation nach *rechts* stabilisiert werden soll (Abb. 210).
– Der Kopf wird aus den Schlingen etwas abgehoben und dort mit symmetrischer Nackenstreckung gehalten.
– Während der Kopf abgehoben wird, gibt der Therapeut von der Seite

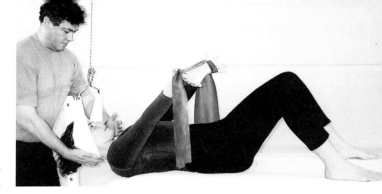

Abb. 210: Stabilisierung der HWS-Rotation, während distal mit Theraband Spannung aufgebaut wird.

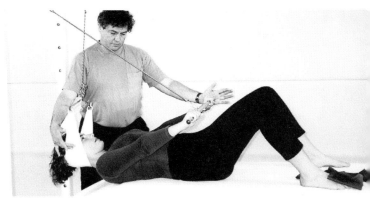

Abb. 211: Ein Expander wird mit einem Stab unter Spannung gehalten, während der Therapeut HWS und Rumpf stabilisiert.

Haltewiderstände. Ebenso, wenn der Patient den Kopf in die Schlingen drückt.

– Rhythmische Stabilisation (s. Kap. 8.1.8).

– Widerstände in die Extension, Rotation und Lateralflexion (PNF-Muster).

– Füße hochziehen, Fersen herausschieben, Bauchspannung einnehmen, Kopf etwas abheben, Widerstände an Kopf, Armen bzw. Beinen geben.

– Patient hebt den Kopf etwas von der Schlinge ab, der Widerstand für die ventrale Kette wird durch Druck auf die Stirn nach dorsal oder unter dem Kinn nach kranial verstärkt.

Tips für die Praxis: – Die symmetrische Nackenstreckung wird erreicht durch die Vorstellung, einen Stift mit dem Kinn am Hals festzuhalten und mit dem Kopf etwas zu wachsen.

– Ein Test für die ventrale Halsmuskulatur besteht darin, die Zeit zu messen, während der der Patient in Rückenlage den Kopf bei symmetrischer Nackenstreckung abgehoben halten kann (Norm: ca. 2 Min.). Die Zeitmessungen lassen sich gut als zeitliche Verlaufskurve in ein Meßblatt (vgl. Abb. 289) eintragen.

Anwendung: – HWS-Syndrom
– Zervikobrachialgie
– Schleudertrauma
– Verspannte Nacken-Hals-Muskulatur
– Plexusparese

8.9.2 Die Becken-Beinaufhängung in Rückenlage

Je nach dem therapeutischen Ansatz haben wir drei Variationen zur Auswahl:
flache   (ca. 10°) Abb. 119
halbsteile (ca. 45°) Abb. 212 bis 215
steile   (ca. 90°) Abb. 216 Aufhängung.

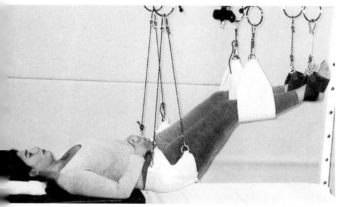

212 △   213 ▽

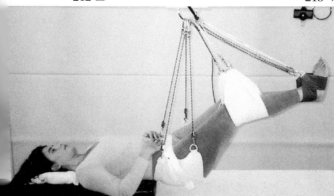

Abb. 212: Die halbsteile Becken-Beinaufhängung als Mehrpunktaufhängung = stabil.
Abb. 213: Die halbsteile Becken-Beinaufhängung als Einpunktaufhängung = mobil.

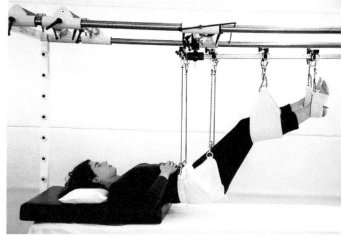

214 △

Abb. 214: Die halbsteile Becken-Beinaufhängung mit dem Dekompressionsstab.
Abb. 215: Die halbsteile Becken-Beinaufhängung mit dem Beckenkreuz und einer Perl-Unterlagerung: Es werden nur zwei Züge benötigt.
Abb. 216: Die steile Becken-Beinaufhängung: mobile Form.

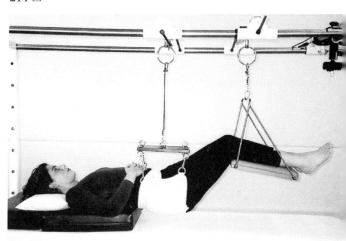

215 △   216 ▽

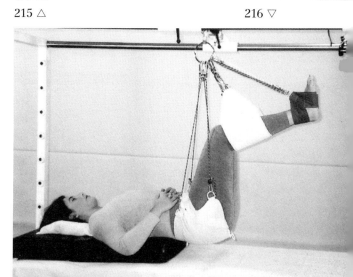

Die flache Becken-Beinaufhängung eignet sich wegen des langen Hebelarms zur Kräftigung von gelähmten Patienten (Schwung kann gut ausgenutzt werden) und zur isometrischen Kräftigung einer instabilen Lendenwirbelsäule (z. B. Wirbelgleiten).

Die halbsteilen und steilen Becken-Beinaufhängungen werden vornehmlich zur schmerzfreien Lagerung von Patienten mit Beschwerden im Lumbalbereich angewandt. In diesen schmerzfreien Positionen wird die Therapie angesetzt: Kräftigung, Traktionen, Entspannung, Dekontraktionstechniken nach *Brügger,* Lockerung, Zusatzanwendungen wie Elektrotherapie, Massage etc.

Natürlich sind auch alle Winkelvariationen zwischen der flachen und der steilen Einstellung denkbar. Wichtig ist es, den Patienten erst einmal durch eine individuelle Lageeinstellung beschwerdefrei zu bekommen (siehe auch Kapitel 8.6.1 »Schmerzlinderung durch Lagerung«).

Je nach Therapieart wird die Aufhängeart gewählt: Zur hubfreien Mobilisation und Stabilisation die axiale Aufhängung oder axiale Mehrpunktaufhängung (AP über L 3/4), zur schmerzentlastenden Lagerung und Traktion die neutrale Mehrpunktaufhängung. Die axiale Aufhängung ist wegen der starken Kompression der Wirbelsäule hier nicht geeignet.

Tips für die Praxis:

- Wenn der Patient wegen Schmerzen sich nicht mit gestreckten Beinen hinlegen kann, unterlagert man seine Beine zuerst mit einem Schaumstoffquader o. ä. und hängt aus dieser Flexionsstellung seine Beine auf.
- Sollten die Beinschlingen an den Waden drücken, kann man etwas Schaumstoff unterlegen.
- Die Beckenschlinge sollte etwa mit den Beckenkämmen abschließen und so hoch gezogen werden, daß das Becken nicht mehr aufliegt. Will man hierbei eine Kyphosierung der LWS vermeiden, muß der Oberkörper bis ca. Th 12 mit einem Kissen (s. Kap. 2.2.6 Abb. 58) unterlagert werden, oder man legt ein kleines Kissen unter die LWS in die Beckenschlinge.

Mit einer vierösigen Beckenschlinge kann man durch stärkeren Zug an den kranialen Ösen die LWS ebenfalls in eine wohldosierte Lordose bringen (vgl. Abb. 226 b).

- Für Traktionen der LWS sollte man die Traktionsbeckenschlinge nach Abb. 60 b verwenden. Der zusätzliche Klettverschluß verhindert das Abrutschen der Beckenschlinge.
- Legen Sie die Traktionsbeckenschlinge am Patienten an, bevor er sich hinlegt, dies verkürzt die Aufhängezeit. Die Wirbelsäulenkissen legt man ebenfalls schon *vorher* auf die Bank.

THERAPEUTISCHE MÖGLICHKEITEN

1. Schmerzentlastende Lagerung

Die schmerzfreie Lagerung erreicht man am besten mit der dreidimensionalen LWS-Einstellung:
Die AP-Verschiebung nach lateral erzeugt eine Lateralflexion, unterschiedliche Höheneinstellung der Züge eine Rotation.
Die Lordose bzw. Kyphose der LWS läßt sich auf unterschiedliche Arten einstellen:
- Verschiebung des AP nach distal erzeugt eine Lordosierung, nach kranial eine Kyphosierung der LWS,
- durch Verwendung einer vierösigen Beckenschlinge (s. Abb. 226),
- durch die zusätzliche Anlage einer Beinschlinge in der LWS,
- durch die Verwendung von speziellen Unterlagerungskissen kann das Becken abgesenkt und dadurch eine Lordosierung der LWS erreicht werden,
- die Flexion der Beine begünstigt eine Kyphosierung (steile Aufhängung), die Extension der Beine (flache Aufhängung) begünstigt eine Lordosierung.

2. Isometrische Stabilisierungsübungen

Übungsvorschläge hierfür sind bereits im Kapitel 8.3 aufgeführt worden.
Die Spannungsübungen sollten bei den Schmerzpatienten besonders vorsichtig ausgeführt werden. Die Widerstände müssen *langsam* auf- und abgebaut werden. Der Patient darf zu keinen abrupten Bewegungen durch falsch angebrachte Widerstände verleitet werden. Die Gefahr ist durch die Labilität der Aufhängung hierbei sehr groß.

Beziehen Sie den Atemrhythmus in die Spannungsübungen mit ein.

171

3. Entlastung der LWS durch Traktionen

(Abb. 217 bis 223)

Die Traktionen können
- manuell
- mit Federn/Gewichten
- mit elektronischem Extensionsgerät durchgeführt werden.

Der Brustkorb muß hierbei mit einem speziellen Brustkorbfixationsgurt (Abb. 53) am Schlingentisch fixiert werden, um ein Nachrutschen des Oberkörpers zu vermeiden (vgl. Abb. 218 Pfeil).

Manuelle Traktionen

a) Therapeut zieht an der Beckenschlinge nach kaudal (Abb. 217). Hierbei läßt sich der Zug sehr fein dosieren, es lassen sich intermittierende Traktionen durchführen und leichte seitliche Schüttelungen mit der Traktion kombinieren.

b) Der Therapeut greift mit der Ulnakante beider Hände in die Leistenbeuge und trahiert von den proximalen Oberschenkeln her nach kaudal (Abb. 218).

c) Der Therapeut zieht mit zwei Handgriffen an den beiden seitlichen Traktionsösen (Abb. 219).

d) Gleiche Weise wie b), der Therapeut legt einen Traktionsgurt um die proximalen Oberschenkel und unterstützt die Traktion durch Rückverlagerung seines Oberkörpers (Abb. 220).

e) Der Therapeut zieht mit einem Handgriff an der mittleren Traktionsöse der Beckenschlinge, begleitet von leichten Schüttelungen.

f) Ein spezieller Traktionsgurt wird über Kreuz am Beckenkamm angelegt. Dies erzeugt eine sehr wirkungsvolle Traktion, die LWS tendiert hierbei in die Lordose. Will man mehr die Kyphose erreichen, zieht man zusätzlich mit dem Handgriff an der mittleren Traktionsöse. Durch abwechselnden Zug an Gurt und Handgriff erreicht man Flexion und Extension der LWS während der Traktion (Abb. 221).

Ersetzt man die Züge am Becken durch Federn (s. Abb. 154) oder läßt sie am Deckenteil des Schlingentisches über eine Rolle laufen wie bei der Kopfaufhängungsvariante in Abb. 202 c, kann man zusätzlich noch leichte rotatorische Schüttelungen durchführen (vgl. Abb. 47). Es hilft, die verkrampften Patienten zu lockern, da sie dies als sehr angenehm empfinden.

Nicht anwenden bei Patienten mit Instabilitäten in der Wirbelsäule.

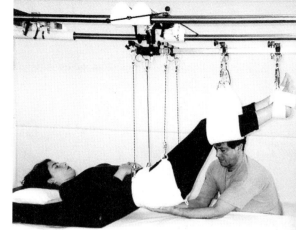

Abb. 217: Manuelle Traktion der LWS am Os sacrum.

217 △   218 ▽

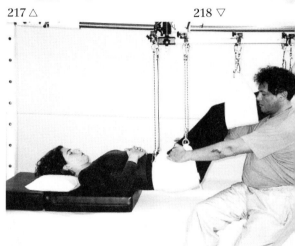

Abb. 218: Manuelle Traktion der LWS von den Oberschenkeln her.

Abb. 219: Traktion der LWS mit zwei Handgriffen: Es kann asymmetrisch und mobil trahiert werden.

219 ▽

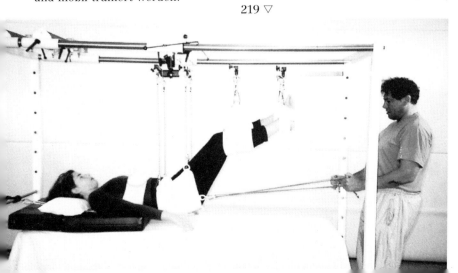

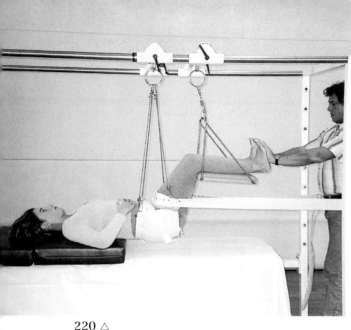

Abb. 220: Manuelle Traktion der LWS mit Hilfe eines Gurtes bzw. einer Schlinge von den Oberschenkeln her.
Abb. 221a: Traktion der LWS mit einem speziellen Gurt in Kreuztechnik, welcher eine Kyphosierung der LWS während der Traktion verhindert. Er muß genau am Beckenkamm angelegt werden. – **Abb. 221b:** Die Anlage des Traktionsgurtes in Kreuztechnik.

220 △

221 a ▽

221 b ▷

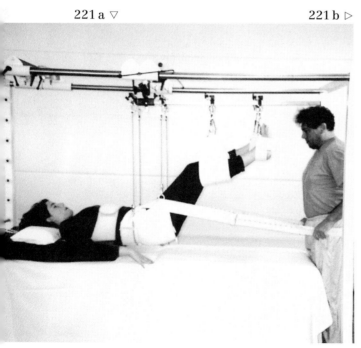

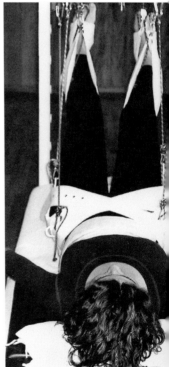

174

Abb. 222: Mobile Traktion der LWS während einer achsengerechten Lateralflexion: Der Traktionsstab (a) am Dekompressionsstab (c) wandert während der Traktion mit. Die Traktion wird über eine Rolle zur Federwaage (b) umgelenkt, an der man gleichzeitig die Traktionsstärke ablesen und einstellen kann.

Abb. 223: Traktion der LWS in physiologischer Lordosestellung mit Hilfe einer vierösigen Beckenschlinge.

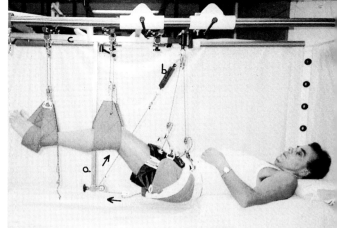

222 △

223 ▽

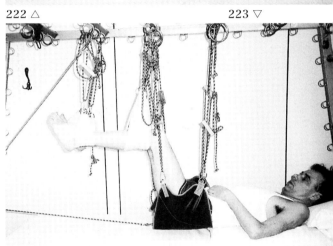

Traktion mit Federn oder Gewichten

Hierfür benötigt man Ösen an den Beckenschlingen. Sind diese nicht vorhanden, muß manuell trahiert werden.

a) Symmetrische Traktion mit zwei Federn, bzw. mit zwei Zügen und einem Gewicht;

b) Asymmetrische Traktion zur »Weitung« einer Seite (Lateralflexion) (s. Abb. 313).

Hier wird die Feder oder der Gewichtszug nur links oder rechts am Beckengurt befestigt, um die linke bzw. rechte Seite zu weiten.

Die verschiedenen Möglichkeiten der Zugführung und Fixierung sind in Kapitel 2 ausführlich beschrieben.

Traktion mit Extensionsgerät (Tru-trac)

Diese Form wird genauso durchgeführt wie mit Federn. Das Seil des Extensionsgerätes wird in die mittlere Öse der Beckentraktionsschlinge eingehängt.

Unterschied zwischen der Extension im Perl-Gerät und der Extension in der Becken-Beinaufhängung:

Zur Entlastung der LWS wird heute noch ab und zu die Extension mit dem Perl-Gerät vorgenommen. Hierbei wird lediglich durch das Anheben der rechtwinklig angebeugten Beine die LWS *kyphosiert* (Abb. 224), was bei Bandscheibenschaden äußerst gefährlich sein kann. Bei der *Traktion im Schlingentisch* erfährt die LWS in allen Strukturen eine *gleichmäßige* Druckentlastung (Abb. 225 a, b).

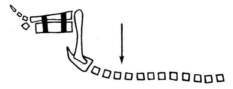

Abb. 224: Kyphosierung der LWS durch die Schwerkraft bei der Perl-Extension.

Bei Verwendung einer Beckenschlinge mit vier Aufhängeösen (Abb. 226 a, b) kann die LWS gut in verschiedene Flexions- bzw. Extensionsstellungen eingestellt werden. In dieser *individuellen* Stellung kann die Traktion vorgenommen werden.

a   b

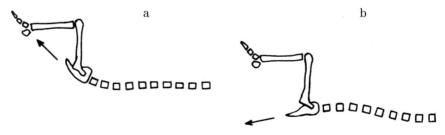

Abb. 225a+b: Traktion der LWS in einer fest eingestellten Flexions- (a) oder Extensionsstellung (b). Beachten Sie, daß die Traktionsrichtung immer in Verlängerung des Os sacrum geht.

176

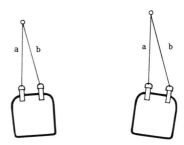

Abb. 226a+b: Einstellung der Flexions-Extensionsstellung in der LWS durch unterschiedliche Längeneinstellung der Züge a und b an der vierösigen Beckenschlinge.

4. Entspannung im Lumbalbereich

Die Entspannung kann in allen drei Einstellungstypen ausgeführt werden. Das Auspendeln kann am besten in einer axialen Mehrpunktaufhängung (Abb. 214) ausgeführt werden (s. auch Kap. 8.7 »Entspannungstherapie«).

Besonders entspannend wirken die feinen lateralen und vertikalen rotatorischen Schüttelungen, wie sie bei der Kombination mit der Traktion auf S. 172 beschrieben wurden.

Es empfiehlt sich, die Entspannungsübungen immer nach einer aktiven Anspannungsphase einzuflechten und die Atmung in die Therapie mit einzubeziehen.

Unterstützend kann man Fango applizieren.

Abb. 227: Behandlung der LWS nach *Brügger*: Ein Lordosekissen (Pfeil) sichert die Aufrichtung der LWS bis Th 5, die Adduktoren der Beine werden exzentrisch dekontrahiert. Auftrag: »Bitte geben Sie langsam meinem Widerstand nach.«

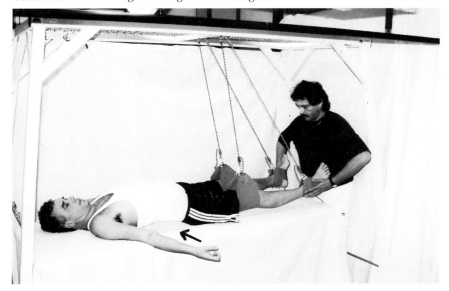

5. Kombination mit anderen Therapieformen

Elektrotherapie

Mit einem breiten Gummiband werden die Elektroden an der LWS fixiert, soweit die Fixierung nicht schon die Beckenschlinge übernimmt, in die man teilweise die Elektroden hineinlegen kann.

Interferenzstrom: akut: 100 oder 200 Hz konstant bipolare Anwendung.

Kurzwelle-Kondensatorfeld: Weichgummielektroden werden wie oben an der LWS fixiert; akut: Dosisstufe I–II chronisch: Dosisstufe II–IV.

Reizstromiontophorese: Einreiben der LWS mit FORAPIN, HISTACON oder DOLOVISANO und Applikation von Ultrareizstrom. Dies ist besonders bei nicht-chronischen Fällen äußerst wirksam.

Fango: wird in die Beckenschlinge gelegt, den Rest fixiert man wie bei Elektrotherapie mit Gummiband am Körper.

Traktionsmassage: wird wie bei der Kopfaufhängung (S. 160) paravertebral ausgeführt. Beginn: Th 10, Zugrichtung hierbei kaudal. Schmerzpunktsuche mit einer Rollenelektrode (Abb. 229).

8.9.3 Die Becken-Beinaufhängung in Bauchlage

Bei LWS-Schmerzpatienten hat diese Aufhängung nur Sinn, wenn man den Patienten zur Massage oder zur Anwendung von Fango, Elektrotherapie, Heißer Rolle etc. *sowieso* in die Bauchlage bringen muß. Der Vorteil gegenüber der Aufhängung in Rückenlage ist: die LWS ist optimal während der ganzen Therapie sichtbar und tastbar. Durch die Anwendung der speziellen Lagerungskissen (s. Zubehör) kann der Patient durch Absenken der Beine auch leicht kyphotisch gelagert werden (Abb. 120).

Therapiemöglichkeiten:
- Schubdistraktion der LWS (Abb. 228)
- Provokationstests (Abb. 294)
- Behandlung einer lumbalen Skoliose (Abb. 230)
- Isometrische Stabilisierung

178

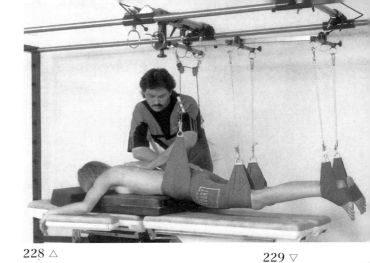

228 △

229 ▽

Abb. 228: Schubdistraktion der LWS.
Abb. 229: Schmerzpunktsuche mit der faradischen Rolle.
Abb. 230: Therapie einer lumbalen Skoliose: Das konkavseitige Bein wird bis zur Korrektur der Mitte etwas nach kaudal geschoben, gleichzeitig das konkavseitige Becken nach dorsal bzw. die konvexseitige Spina nach ventral zur Rotationskorrektur bewegt.

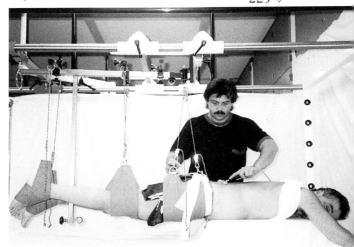

230 ▽

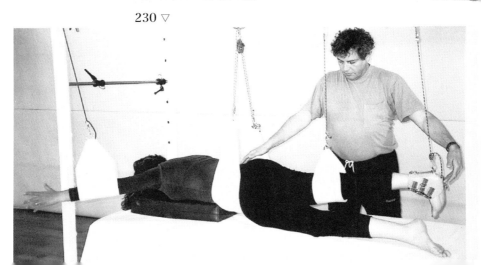

8.9.4 Die Becken-Beinaufhängung in Seitenlage

Primär dient natürlich diese Aufhängung, wie bereits in Kap. 7.2.1 erwähnt, der hubfreien Mobilisation der LWS und der Kräftigung von schwachen Bauch- und Rückenmuskeln.

Weiterhin kann man in dieser Position alles das anwenden, was man gewöhnlich in der Rückenlage therapiert: Traktion, Stabilisation der LWS und schmerzfreie Lagerung, Anwendung von Fango, Elektrotherapie etc.

Diese Position hat zwei entscheidende Vorteile gegenüber der Becken-Beinaufhängung in Rückenlage: Da sich jeder Schmerzpatient meistens in eine leicht flektierte Seitenlage legt, kommt man damit dem Patienten entgegen, und die LWS liegt außerdem frei zum Beobachten, Tasten, zur Anwendung von Fango, Elektrotherapie, Massage. *Die LWS kann durch Verlagerung des AP nach ventral oder dorsal mühelos feinfühlig in Flexion oder Extension eingestellt werden.*

Therapiemöglichkeiten:

– Manuelle Traktionen (Abb. 231)
– Selektive aktive Lordosierung und Kyphosierung der LWS mit der Fingerdrucktechnik (Abb. 232)
– Paravertebrale Muskeldehnung (Abb. 234, 235)
– ISG-Mobilisation

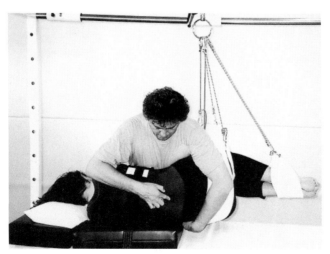

Abb. 231: Gezielte Traktion der LWS: Die linke Hand und der Oberkörper des Therapeuten führen die Traktion aus, während die andere Hand mit dem Handballen an der unteren BWS gegenhält und gleichzeitig die Traktion zwischen den Dornfortsätzen tastet.

Abb. 232: Aktive Kyphosierung der LWS. Auftrag: »Bitte drük-ken Sie meinen Finger weg.« Für die aktive Lordosierung: »Bitte gehen Sie von meinem Finger weg.«

Abb. 233: Selektive Kräftigung des lumbalen M. erector trunci: Der Therapeut gibt Widerstand am os sacrum mit dem Auftrag: »Ziehen Sie sich in der Lende zusammen.«

Abb. 234: Querdehnung des lumbalen M. erector trunci.

Abb. 235: Kyphosierung der LWS mit dem Oberkörper des Therapeuten, während eine Hand unter Zug die LWS nach kaudal ausstreicht.

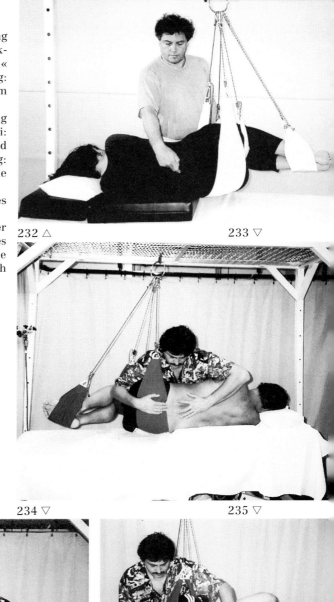

232 △

233 ▽

234 ▽

235 ▽

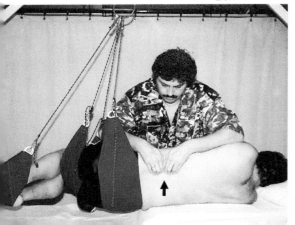

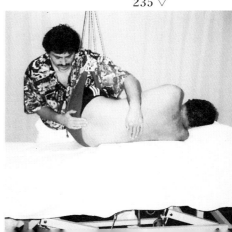

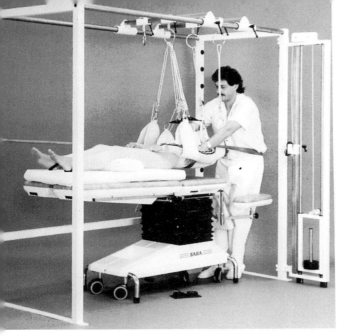

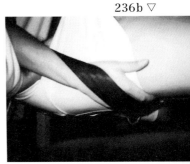

Abb. 236a: Traktion der LWS und unteren BWS mit Traktionsgurt. Bei starker Traktion muß das Becken mit der Beckentraktionsschlinge nach kaudal fixiert werden. – **Abb. 236b:** Anlagetechnik des Traktionsgurtes am Oberkörper.

8.9.5 Die Oberkörperaufhängung in Rückenlage

Folgende Therapiemöglichkeiten stehen in dieser Aufhängung zur Verfügung:
– Traktion der LWS/BWS (Abb. 236 a, b)
– Hubfreie Mobilisation der BWS (Abb. 237)
– Stabilisation der LWS/BWS

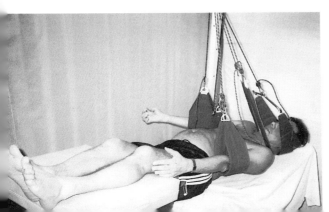

Abb. 237: Mobilisation der BWS und LWS-Lateralflexion: »Bitte krabbeln Sie mit Ihrer re./li. Hand zum re./li. Knie.«

8.9.6 Die Oberkörperaufhängung in Bauchlage

Prinzipiell stehen dem Therapeuten in dieser Aufhängung die gleichen therapeutischen Maßnahmen zur Verfügung wie in der Rückenlage.
Wegen der optimalen Beobachtung der Wirbelsäule ist diese Aufhängung genauso wie die oben erwähnte Becken-Beinaufhängung in Bauchlage von Vorteil zur Anfangsbehandlung für eine Skoliose in Anlehnung an *Lehnert-Schroth* oder *Vojta* und zur Traktion der LWS/BWS (Abb. 241).
Übungen zur Kräftigung der BWS-Streckung und zur Mobilisation der BWS-Lateralflexion zeigen die Abbildungen 238 bis 241.

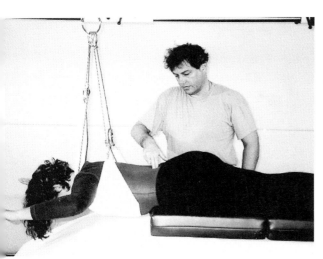

Abb. 238: Gezielte Kräftigung der BWS-Extensoren unter aktiver Sicherung der LWS gegen Fingerdruck des Therapeuten.
Abb. 239: Gezieltes Üben der BWS-Lateralflexion mit Hilfe eines Body-fixateurs.
Abb. 240: Bilaterales PNF-Armpattern in die Schulterflexion/BWS-Extension.

238 △   239 ▽ 240 ▽

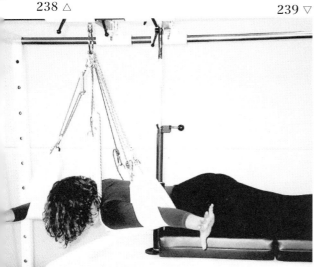

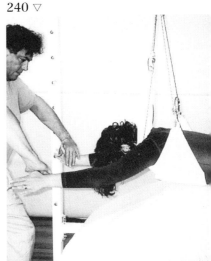

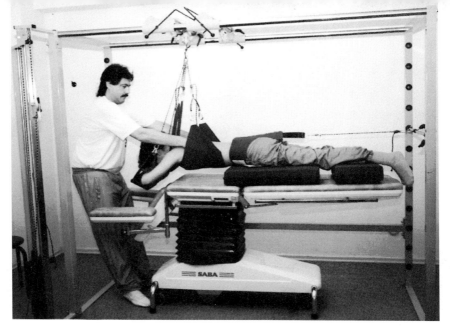

Abb. 241: Manuelle Traktion der unteren BWS und LWS unter optischer Kontrolle. Das Becken wird mit einer Beckentraktionsschlinge nach kaudal fixiert.

8.9.7 Sitzaufhängung

Zur Therapie kann die Standard-Sitzaufhängung (s. Abb. 126) variiert werden:

a) Die Arme gestreckt (Abb. 242 a, b) oder gebeugt, Armhaltung in Flexion oder Abduktion;

b) Zur besseren Aufrichtung empfiehlt sich die Anlage einer Glissonschlinge und zwei zusätzliche Armschlingen an den Oberarmen (Abb. 242 c).

c) Verlagerung des AP nach ventral zur Mobilisation der BWS in die Extension (Abb. 246) und Mobilisation der Lateralflexion (Abb. 251);

d) Verlagerung des AP nach lateral zum Üben der Seitweitung, der Gewichtsverlagerung und zur indirekten Mobilisation der Schulterabduktion (Abb. 249);

e) Die Sitzfläche: Pezziball, Sportkreisel, Drehhocker oder Rolle.

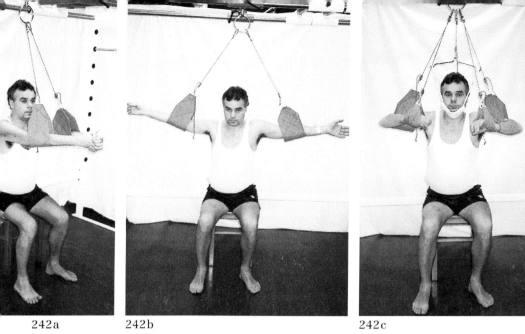

242a   242b   242c

Abb. 242a–c: Varianten der Sitzaufhängung.

I. Individuell angepaßte Lagerung für Schulter-Nackenmassage und Elektrotherapie (Abb. 126)

Die Aufhängung lohnt sich nur, wenn Massage und Elektrotherapie in die nachfolgenden Behandlungsmöglichkeiten integriert werden.

2. Mobilisation der Rotation in BWS (Abb. 252, 253)

a) Allgemeine Mobilisation (Abb. 243)

Wenn der AP sich senkrecht über dem Kopf des aufrecht sitzenden Patienten befindet, ist die Rotation optimal erleichtert. Der Patient kann mit gestreckten Armen soviel Schwung holen, wie er benötigt. Zusätzlich kann er einen Stab in den Händen halten.

Anwendung: – M. Parkinson   – Spastische Hemiplegie
               – M. Bechterew   – M. Scheuermann

Tip für die Praxis: Um die Rotation noch weiter zu intensivieren, setzt sich der Patient auf einen Drehhocker oder Sportkreisel, um mit dem Becken eine Gegenrotation durchzuführen: Arme nach links, Beine nach rechts.

185

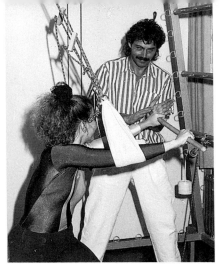

243 △

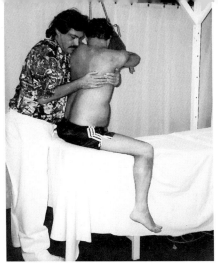

244 △

Abb. 243: Allgemeine Mobilisation der Rumpfrotation mit Hilfe eines Stabes unter Zielangabe durch den Therapeuten.

Abb. 244: Mobilisation der Rotation mit dem Rotationsschubgriff. Wichtig ist hierbei die ständig vorhandene Traktion der Wirbelsäule. Das Becken ist durch die abduzierten Beine an der Bank fixiert.

Abb. 245: Gezielte Mobilisation eines BWS-Segmentes in Richtung Rotation mit Hilfe der Gegenhaltetechnik.

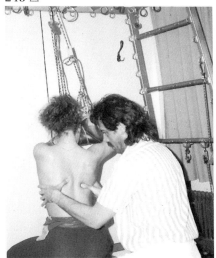

◁ 245

b) Gezielte Mobilisation in einem bestimmten WS-Abschnitt bzw. -Segment (Abb. 245).

Mit dem Mobilisationsgriff rotiert der Therapeut die BWS(LWS) soweit, bis sie an dem zu mobilisierendem Segment angekommen ist. Der Querfortsatz des darunter liegenden Wirbels wird mit dem Daumen oder dem Handballen der anderen Hand fixiert, um ihn am Mitrotieren zu hindern (Gegenhalttechnik).

Zusätzlich kann man alle weiteren Segmente durch Verriegelungstechniken stabilisieren.

186

Nun fordert man den Patienten auf, bei Einatmung gegen den Widerstand des Therapeuten entgegengesetzt der gewünschten Bewegungsrichtung anzuspannen. Bei Ausatmung läßt der Patient locker und der Therapeut bewegt passiv weiter oder der Patient versucht, selbst aktiv weiter zu bewegen, während der Therapeut die Weiterbewegung durch die Gegenhalttechnik oder die Verriegelung verhindert.
Anwendung: – Wirbelblockierungen

Beachten Sie:

Der Dornfortsatz eines Wirbels ist immer etwas tiefer als der zugehörige Querfortsatz bzw. das zugehörige Wirbelgelenk. Nach *Sell (Neumann, 1986, S.* 17, 18) ergeben sich folgende Höhenunterschiede:

C 2–C 7:	1–1½ Querfinger
Th 1–Th 4:	2 Querfinger
Th 5–Th 9:	3 Querfinger
Th 10–Th 12:	2 Querfinger
L 1–L 5:	1–1½ Querfinger

3. Mobilisation der BWS in Extension
(Abb. 246 und 248)

Armhaltung: verschränkt oder nach vorne gestreckt.
Der Patient soll die Arme weit nach vorne herausschieben und gleichzeitig das Brustbein nach vorne drücken. Achten Sie darauf, daß die Lordosierung nicht am BWS/LWS-Übergang erfolgt, sondern am Scheitelpunkt der Kyphose. Je größer die Hüftflexion durch entsprechend niedrige Sitzhöhe ist, desto besser wird die LWS vor einer Hyperlordosierung geschützt. Je weiter die Beine abgespreizt sind, desto eher kann die LWS lordosieren. Sind die Knie eng zusammen oder die Beine sogar übereinanderschlagen, kyphosieren LWS und thorakolumbaler Übergang und sind dadurch verriegelt.
Der AP liegt ventral vom Patienten. Je weiter dieser nach ventral verschoben wird, desto tiefer wird der Oberkörper bei der Streckung abgesenkt.
Anwendung: – M. Scheuermann
– M. Bechterew
– Rundrücken.

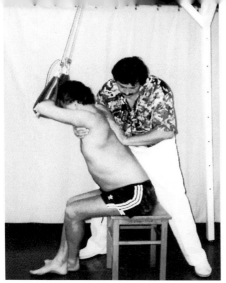

246 △

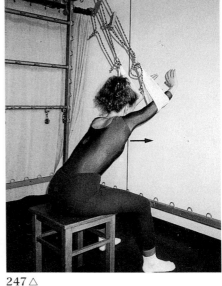

247 △

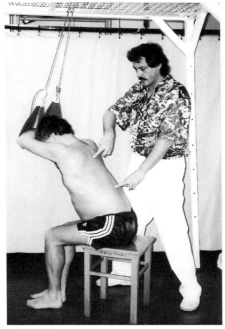

248 △

Abb. 246: Test und Mobilisation der BWS-Extension.

Abb. 247: Mobilisation der BWS in die Extension. Gleichzeitig werden das Schultergelenk und Hüftgelenk indirekt im Sinne der Flexion mobilisiert.

Abb. 248: Selektive aktive Extension der BWS bei gleichzeitiger aktiver Siche-rung der LWS mit der Fingerdrucktech-nik: Ein Finger wird am Scheitelpunkt der BWS-Kyphose angelegt mit dem Auftrag: »Gehen Sie von meinem Finger weg.« Gleichzeitig wird der andere Fin-ger am Scheitelpunkt der LWS-Lordose angelegt mit dem Auftrag: »Drücken Sie den unteren Finger nach hinten weg.«

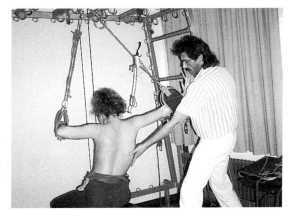

Abb. 249: Aktive Mobilisation der BWS-Lateralflexion durch Herausschieben eines Armes nach lateral. Gleichzeitig wird das Schultergelenk in Richtung Abduktion indirekt mobilisiert.

4. Mobilisation der Lateralflexion, »Seitweitung«
(Abb. 249)

Der Therapeut legt dem Patienten eine Hand seitlich am Rumpf an der Stelle an, wo die größte Weitung stattfinden soll. Der Patient soll versuchen, die Hand des Therapeuten zur Seite wegzudrücken oder einen Arm weit zur Seite herauszuschieben.

Die Seitweitung (= Lateralflexion) läßt sich auch bei abgesenkten Oberkörper durchführen (Abb. 251).

Beachten Sie:

Je flacher der Patient mit seinem Oberkörper aufgehängt ist (je größer die Hüftflexion dadurch ist), desto mehr geht die Rotation in eine Lateralflexion über. Der AP wandert mit zunehmender Absenkung des Oberkörpers nach kaudal (Abb. 250).

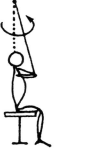
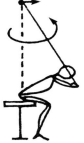

Abb. 250: Der AP ist bei aufrechtem Sitz über dem Kopf des Patienten. Es kommt zu einer reinen Rotation in der Wirbelsäule. Bei abgesenktem Oberkörper (rechts) kommt es vermehrt zu einer lateralen Flexion.

189

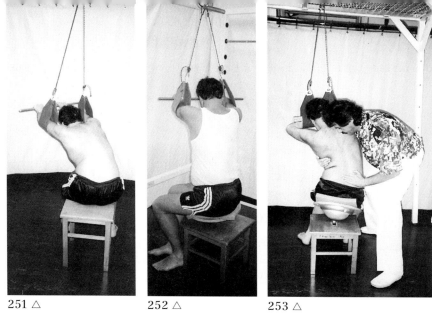

251 △　　　　　　　252 △　　　　　　253 △

Abb. 251: Lateralflexion bei abgesenktem Oberkörper. – **Abb. 252:** Rotation der BWS mit Gegenrotation vom Becken her: Der Patient sitzt auf einem Sportkreisel oder einem Drehhocker. – **Abb. 253:** Lateralflexion und Extension in der LWS mit Sportkreisel oder luftgefülltem Sitzkissen.

Anstatt den Patienten seitlich die Hand wegdrücken zu lassen, kann man auch bei abgesenktem Oberkörper eine Lateralflexion durchführen lassen. Will man diese in einem Segment besonders betonen, kann man den AP lotrecht über diesem Segment wählen.

Anwendung:　–　Schulterkontrakturen
　　　　　　　　–　Skoliosen
　　　　　　　　–　Postoperative Zustände nach Mammaamputationen
　　　　　　　　–　Hemiplegie
　　　　　　　　–　Tetraspastik
　　　　　　　　–　Multiple Sklerose.

5. Test auf Blockierung in einem bestimmten Segment (s. Abb. 293)

Ausgangsposition und AP-Wahl wie bei der Mobilisation der Rotation. Der Therapeut umfaßt mit einem Arm den Patienten von vorne am Brustkorb und rotiert seinen Oberkörper in beide Richtungen. Die Hand des anderen Arms tastet an den Dornfortsätzen, ob die Rotation harmonisch nacheinander die Dornfortsätze erfaßt.

Bei Einleitung der *Rechtsrotation* vom Oberkörper her wandern die Dornfortsätze nacheinander in kraniokaudaler Richtung nach *links*. Ist ein Segment blockiert, wandern beide Dornfortsätze *gleichzeitig* in eine Richtung. Durch Veränderung der Zuglänge kann der Patient in mehr Flexion (Züge verlängern) oder mehr Extension eingestellt werden.

6. Rumpfstabilisierung (Abb. 254)

Der Therapeut gibt einseitige oder diagonale Widerstände an den Händen und/oder an den Knien.

Zum besseren Spannungsaufbau kann der Patient einen Stab oder Ball in den Händen halten und einen Pezziball zwischen den Knien einklemmen.

Widerstände können zur Stabilisierung der Rotation (Armhaltung: 90 Grad Flexion in der Schulter), der Lateralflexion (Armhaltung: 90 Grad Abduktion) und der Flexion/Extension (Armhaltung: wie bei Rotation) gegeben werden. Auch Kombinationen sind möglich und äußerst effektvoll: Der Patient hat die Arme gebeugt und in 90 Grad abduziert. Der Therapeut gibt von einem Ellenbogen her Widerstand in Richtung Rotation und Lateralflexion.

Der Patient soll bei allen Stabilisierungsübungen die Füße fest in den Boden stemmen.

Anwendung: – Osteoporose
                  – Spondylolisthesis
                  – stabile Wirbelfrakturen
                  – Lumbalgie
                  – Ischialgie.

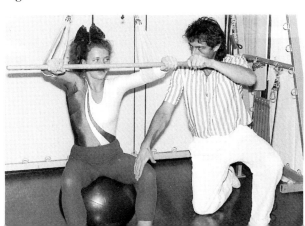

Abb. 254: Spannungsübungen in der Sitzaufhängung. Der Sitz auf dem Pezziball erschwert dem Patienten die Stabilisierung.

8.10 Therapie in Spezialaufhängungen

In diesem Kapitel sind alle Aufhängungen zusammengefaßt, die teilweise von den Standardaufhängungen in Kap. 7 abweichen, Kombinationen einzelner Aufhängungen darstellen, oder von der Anwendung her in keine der bisherigen Kategorien einzuordnen sind. Teilweise sind es Aufhängungen für ganz spezielle Anwendungen. Folgende Aufhängungen umfaßt dieses Kapitel:

8.10.1 Ganzaufhängung
8.10.2 Walking
8.10.3 Seitliche Arm-Beinaufhängung
8.10.4 Unterstützter Vierfüßlerstand
8.10.5 Therapie im Bettschlingentisch

8.10.1 Die Ganzaufhängung

Die Ganzaufhängung kann in zwei Varianten durchgeführt werden:

Stabile Form:	Über jeder Schlinge befindet sich der zugehörige Aufhängepunkt (Abb. 256).
Labile Form:	Alle Schlingen werden in einem drehbaren Aufhängepunkt vereint (Abb. 255).
Schlingenbesteck:	1 Kopfschlinge
	1 Oberkörperschlinge
	1 Beckenschlinge
	2 Beinschlingen
	2 Fußschlingen
	2 Armschlingen ⎫ falls Arme mit aufgehängt
	2 Handschlingen ⎭ werden
	12–16 Züge.
Ausführung:	Becken-, Oberkörper- und Kopfschlinge werden bereits auf der Bank in richtiger Position ausgebreitet. Alle benötigten Züge werden ebenfalls an die richtige Stelle gehängt. Nachdem der Patient liegt, werden alle Schlingen stramm angezogen. Dann wird die Bank tiefer gestellt (Abb. 257).

Besitzt man keine höhenverstellbare Bank, werden die Schlingen in folgender Reihe angezogen, bis der Patient frei hängt:

192

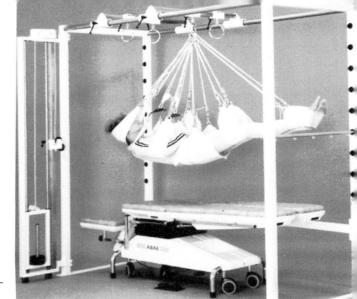

Abb. 255: Die Ganzaufhängung axial.

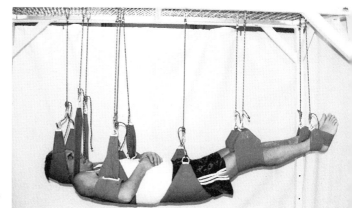

Abb. 256: Die Ganzaufhängung neutral.

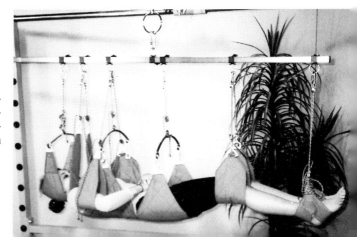

Abb. 257: Die Ganzaufhängung mit dem Dekompressionsstab: Optimale Bewegungsfreiheit und kein Druck auf die Wirbelsäule.

1. Beinschlingen   4. Oberkörperschlinge
2. Fußschlingen   5. Beckenschlinge
3. Kopf und evtl. Armschlingen
Hängt der Patient frei, wird die Bank weggeschoben.
Wird ein AP gewählt, sollten die Karabinerhaken in der gleichen Reihenfolge aufgehängt werden, wie es der Reihenfolge der Schlingen am Patienten entspricht (von kranial nach kaudal).
Bei dieser Aufhängung kommt es besonders darauf an, daß die Züge alle in *gleicher Zugrichtung* aufgehängt werden. Ist dies nicht der Fall, kann es vorkommen, daß man zwei Züge gleichzeitig hochziehen will, der eine aber in Wirklichkeit abgesenkt wird (s. S. 22).

THERAPEUTISCHE MÖGLICHKEITEN

I. Ganzkörperentspannung

Zu diesem Zweck sollten auch die Arme mit aufgehängt werden.
Leichte Schaukelbewegungen in kraniokaudaler oder mediolateraler Richtung können zur Entspannung beitragen. Der Patient soll nachempfinden, wo er überall in den Schlingen aufliegt. Zwischendurch kann immer wieder eine Ganzkörperanspannung eingeschoben werden, um den Wechsel zwischen Anspannung und Entspannung deutlich zu machen.
Um die Ganzkörperentspannung zu testen, wird der Patient von den Beinen her in kleine seitliche Schaukelbewegungen bzw. Schwingungen versetzt. Ist der Patient wirklich entspannt, werden sich diese Schwingungen wie eine Welle bis zum Kopf fortsetzen. Die Patienten empfinden dieses seitliche Schwingen als sehr angenehm. Die Anwendung der labilen und stabilen Aufhängeform ist gleichermaßen gut möglich. Die Entspannung ist in der labilen Form besser zu erkennen.
Abb. 259 zeigt die Entspannung unter leichter Traktion.

2. Kreislaufstabilisierung

Hierzu schiebt man den Patienten einmal von den Füßen her in Richtung Kopf aus dem Lot und einmal von den Armen her in Richtung Füße. Somit sind abwechselnd die Füße oder der Kopf auf dem höchsten Punkt. Steigern kann man das Ausmaß und die Geschwindigkeit der Lotverschiebung.

Je weiter der Patient aus dem Lot verschoben wird, desto größer ist der Kraftaufwand für Therapeut und Patient.
Der Therapeut sollte hierbei rutschfeste Schuhe tragen.

3. Vorbereitung auf das Stehen
(Abb. 258 und 260)

Der Patient wird nur von den Füßen her aus dem Lot in Richtung Kopf verschoben. Dazu werden die Füße des Patienten auf dem Oberschenkel oder dem Becken des Therapeuten abgestützt, bei fortgeschrittenen Patienten auf einem Pezziball. Die Kniegelenke des Patienten sollten sich in geringer Flexion befinden, um eine muskuläre Sperrung der Beingelenke zu erreichen. In dieser Schräglage kann der Patient seine Knie langsam beugen und wieder strecken. Steigerung der Schräglage erfordert mehr Beinarbeit vom Patienten.

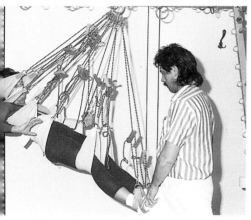

258 △

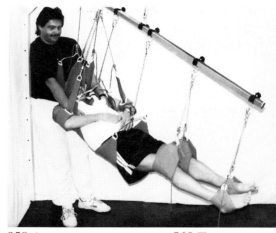

259 △   260 ▽

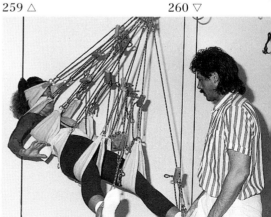

Abb. 258: Verschiebung des Patienten aus dem Lot nach kranial. – **Abb. 259:** Verschiebung des Patienten aus dem Lot nach kranial zur Entlastung der Wirbelsäule.
Abb. 260: Übung der Stützfunktion eines Beines. Als Steigerung kann der Patient auf einem Pezziball stützen.

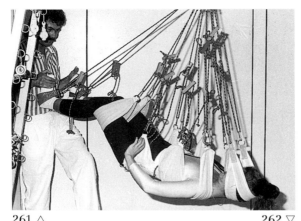

Abb. 261: Kräftigung der Hüft- und Knieflexoren konzentrisch und exzentrisch. Gleichzeitig werden hierbei die Dorsalextensoren des Fußes gekräftigt.

Abb. 262: Verschieben des Patienten aus dem Lot nach kaudal zum Üben der Armstützfunktion. Der Patient hält einen Ball zwecks Spannungsaufbau zwischen seinen Füßen. Als Variante hält der Therapeut ein Unterlagerungsbrett, s. Zubehör, einen Pezziball oder einen Stab vor sich, worauf der Patient sich stützen kann.

261 △   262 ▽

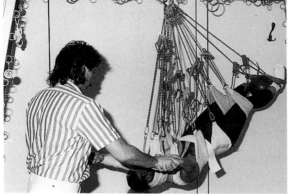

Für die Kräftigung der Beinflexoren ist die Richtung zu wechseln (Abb. 261). Ebenso wie bei der vorherigen Maßnahme kommt nur die *labile Aufhängung* zur Anwendung.

4. Training der Stützfunktion der Arme
(Abb. 262 bis 264)

Analog zum Vorbereiten auf das Stehen wird der Patient von den Armen her aus dem Lot verschoben. Durch Flexion und Extension der Ellenbogengelenke unter der Belastung werden die Armstrecker kon- und exzentrisch gekräftigt.

Variation: der Patient hält einen Stab quer in den Händen, der Therapeut drückt vom Stab her den Patienten aus dem Lot (Abb. 264).

Zur Schulung der Armflexoren wird der Patient aufgefordert, sich aus dem Lot zu ziehen (Abb. 265).

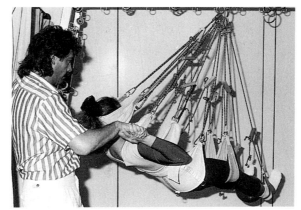

263 △

Abb. 263: Exzentrische und konzentrische Kräftigung der Arm- und Handflexoren sowie der Adduktoren bzw. Extensoren im Schultergelenk.

Abb. 264: Verschieben des Patienten aus dem Lot nach kaudal mit Hilfe eines Stabes. Durch das wechselseitige Hin- und Herschwenken der Beine werden die Lateralflexoren des Rumpfes kon- und exzentrisch bei gleichzeitigem Training des Armstützes gekräftigt.

Abb. 265: Verschieben des Patienten aus dem Lot nach lateral zum Üben der einseitigen Armstützfunktion und Kräftigung der gleichseitigen Hüftabduktoren.

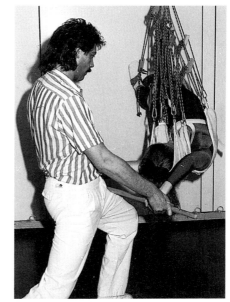

265 ▽

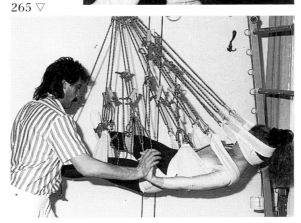

5. Ganzkörperstabilisation

– Seitliches, rhythmisches Hin- und Herschwingen von den Füßen, den gestreckten Armen oder vom Kopf her, wobei sich der Patient diesmal ganz steif macht. Es darf zu keiner Bewegung im Rumpf kommen. Das Ausmaß der seitlichen Schwingungen und die Geschwindigkeit richten sich nach der Leistungsfähigkeit des Patienten.
– Seitliche Verschiebung des Patienten aus dem Lot vom Becken her entweder durch Wegdrücken oder Heranziehen. Der Rumpf soll ganz gerade gehalten werden (Abb. 266).
– Lotverschiebung wie beim Kreislauftraining:
In der Schräglage verunsichert der Therapeut die Position des Patienten durch kleine rhythmische Verschiebung der Unterstützungsfläche nach rechts und links an den Armen oder Füßen zur Seite. Der Patient soll dabei ganz steif bleiben.

Die Ganzkörperaufhängung ist die labilste Aufhängeform und daher sehr effektiv für die Stabilisierung des ganzen Körpers. Außerdem wird bei jeder Muskelaktivität an den Extremitäten der *ganze Körper* mit einbezogen.

Anwendung: – Polytraumatisierte Patienten der Unfallchirurgie
– Bettlägerige Patienten der Allgemeinen Chirurgie
– Patienten mit Osteoporose zur Stabilisation der Wirbelsäule, die ohne Korsett noch nicht aufstehen dürfen
– Muskeldystrophie
– Spinale Muskelatrophie
– Multiple Sklerose
– Idiopathische Polyneuropathie (Landry-Guillain-Barré-Syndrom)

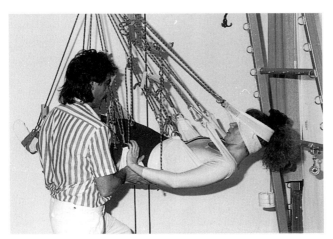

Abb. 266: Verschiebung des Patienten aus dem Lot nach lateral vom Becken her. Der Rumpf soll symmetrisch gehalten werden.

- Rückenmarkerkrankungen mit komplettem bzw. inkomplettem Querschnitt
- Vorbereitung von bettlägerigen Patienten auf das Stehen, Kreislaufanregung
- Apallisches Syndrom: Tonussenkung

8.10.2 Walking

Therapieposition: Rückenlage
Aufhängepunkt: mehrere (Abb. 267 und 268)
Schlingenbesteck:
- 2 Beinschlingen
- 2 Fußschlingen
- 2 Fußtraktionsmanschetten
- evtl. noch 2 Gewichte mit Zügen (statt Federn)
- 4 bis 6 Expander.

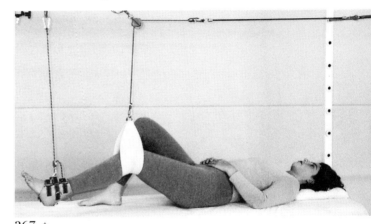

Abb. 267: Einfaches Walking mit Hilfe einer Rolle und eines Expanders.

267 △

268 ▽

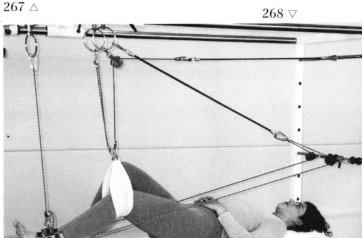

Abb. 268: Walking kombiniert mit einer Beinpresse. Ein paralleler Seilzug sichert das Knie vor Überstreckung.

| Anwendung: | – Kräftigung der Hüftflexoren, Hüftextensoren und Kniestrecker auf beiden Seiten als Vorbereitung auf die reziproke Gehbewegung bei: |

– Kräftigung der Hüftflexoren, Hüftextensoren und Kniestrecker auf beiden Seiten als Vorbereitung auf die reziproke Gehbewegung bei:
- inkompletter Paraplegie
- Multipler Sklerose
- Polyneuropathie
- postoperativen Zuständen (Knie-, Hüftgelenk).

– Die Federn bzw. die Gewichte für die Hüftflexion müssen von der Zugkraft her schwächer sein als diejenigen für die Hüftextension, da die Hüftextensoren stärker sind als die Hüftbeuger und die Beuger zusätzlich noch gegen die Schwerkraft arbeiten müssen.

– Expander a für Hüft- und Kniestreckung, Expander b für Hüftstreckung und Kniebeugung, Gewichte/Expander an den Füßen c für Hüftbeugung und Kniebeugung.

– Möchte man beim einfachen Walking nur die Extension betonen, kann man die Expander b durch Züge ersetzen. Der Patient streckt gegen den Widerstand des Expander a, die Füße bleiben auf gleicher Höhe, es wird nicht gegen Widerstand im Hüftgelenk gebeugt. Die Stärke der Expander bestimmt die Kraftleistung der Kniestrecker (Abb. 267).

– Nebenbei wird hier gleichzeitig die Hüftextension mobilisiert, wenn der Fuß nur ganz knapp über der Bank hängt oder sogar über die Bankkante in die Extension abgelassen wird.

8.10.3 Seitliche Arm-Beinaufhängung (Abb. 269)

Diese Aufhängung ist eine Kombination aus den beiden Standardaufhängungen 101 und 112, wobei der AP diesmal nicht über Schulter- bzw. Hüftgelenk liegt. Hierbei werden jeweils zwei AP gewählt: Je nach gewünschter Lage der beiden Extremitäten können sie nach ventral, dorsal, kranial oder kaudal verschoben werden.

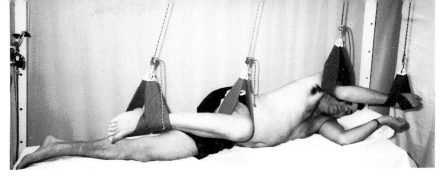

Abb. 269: Die seitliche Arm-Beinaufhängung.

Dem Patienten werden in dieser Aufhängung die Schulterblatt- und Beckenbewegungen erleichtert, weil das betreffende Bein bzw. der betreffende Arm durch die labile Aufhängung die Bewegung nicht behindern kann. Primär dient diese Aufhängung zur Arbeit an Rumpf, Becken und Skapula.

Therapieposition:	Seitenlage
Schlingenbesteck:	– Jeweils eine Arm/Beinschlinge und eine Hand/Fußschlinge
	– 4 Federn/Expander oder
	– 4 Züge

1. Schulterblattmobilisation

– Schulterblatt mit beiden Händen umgreifen und kreisen, betont nach vorne, nach hinten, nach kaudal und kranial passiv verschieben. In der Endstellung etwas verharren.

– Beim Kaudalschieben den medialen Schulterblattrand und die Schulterblattspitze über einen Finger gleiten lassen und etwas vom Brustkorb abheben. In der Dehnstellung etwas verharren (Abb. 270).

– Schulterblatt diagonal verschieben (PNF-Diagonale).

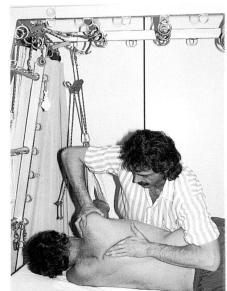

Abb. 270: Skapulamobilisation.

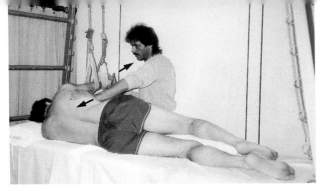

Abb. 271: Protraktion der Skapula unter Fixierung des Rumpfes.

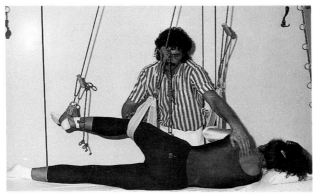

Abb. 272: Protraktion des Beckens und Retraktion der Skapula zur Mobilisierung bzw. Kräftigung der Rumpfrotation.

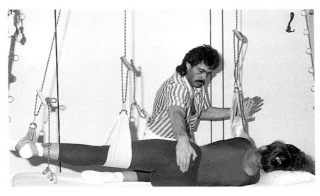

Abb. 273: Retraktion des Beckens und Protraktion der Skapula.

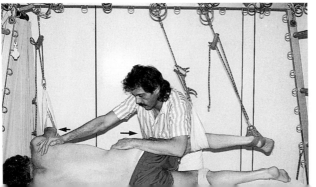

Abb. 274: Depression der Skapula und Elevation des Beckens der oberen Seite.

2. Entspannung der Schulterblattregion

Leichte Schüttelungen der Skapula in kraniokaudaler Richtung, wobei man auf die gleichen Entspannungszeichen achten sollte, wie sie in Kap. 8.7 näher ausgeführt werden. Aktive Schulterblattbewegungen gegen Widerstand sollen zum Bewußtmachen von Anspannung und Entspannung zwischendurch eingeschaltet werden. Feuchte Wärme, Eishandtuch, Rotlichtbestrahlung und Knetungen des Trapezius können die Entspannung in diesem Bereich günstig beeinflussen.

3. Aktive Schulterblattbewegungen

Wie in 1. aufgeführt, soll der Patient geradlinig und in den PNF-Diagonalen die Skapula gegen den Widerstand des Therapeuten bewegen. Der Brustkorb muß fixiert werden. Besonders gut zu üben ist in dieser Aufhängung die *Protraktion der Skapula* bei Hemiplegien und Serratuslähmungen (Abb. 271).

Der Therapeut fixiert von vorne den Rumpf (damit es zu keiner Rotation kommt), während der Patient den Arm nach vorne schiebt. Man kann dem Patienten die Bewegung erleichtern, wenn der AP in die Bewegungsrichtung nach ventral etwas verschoben wird.

Anwendung (1. bis 3.): – Schulter-Arm-Syndrom
– HWS-Syndrom
– Muskuläre Verspannungen der Hals-Schulterregion
– M. Parkinson
– Fixierung der Skapula durch Spastik (z. B. Hemiplegie)

4. Mobilisation des Beckenbereiches

Der Rumpf wird vom Therapeuten fixiert, um Ausweichbewegungen auszuschalten. Die Beckenbewegung *Protraktion und Retraktion* werden zuerst passiv eingeleitet und später aktiv gegen angepaßten Widerstand geübt.

Für die Protraktion ist es günstig, das untere Bein zu strecken, das obere aufgehängte Bein im Knie gebeugt zu lassen. Für die Retraktion des Beckens gilt dies in umgekehrter Weise.

Auftrag für die Beckenprotraktion (Vorschlag): »Bitte schieben Sie mit Ihrem Knie meine Hand weg«.

5. Mobilisation der Wirbelsäule

Hierbei verbindet man die Schulterblattbewegungen mit den Beckenbewegungen in reziproker Weise:

a) Die Skapula führt eine Protraktion aus, das Becken eine Retraktion (Rotation des Beckens nach dorsal) und umgekehrt. Dadurch kommt es zu einer Rotation in der Wirbelsäule (Abb. 272 und 273).

b) Die Skapula führt eine Elevation aus, das Becken eine Depression und umgekehrt. Dadurch entsteht eine Lateralflexion in der Wirbelsäule (Abb. 274).

c) Die Bewegungen a und b werden kombiniert. Es entstehen die PNF-Schulter-Beckendiagonalen. In der Wirbelsäule wird eine Kombination aus Rotation und Lateralflexion durchgeführt.

Die Mobilisation kann passiv, passiv-aktiv oder aktiv mit Widerständen durchgeführt werden.

Anwendung (4. und 5.): – Verspannungen im
LWS-Beckenbereich
– Lumbalgie
– Ischialgie
– M. Bechterew
– M. Parkinson
– Koxarthrose
– Spastik.

6. Stabilisation von Wirbelsäule und Schultergürtel-Beckenbereich

Die Widerstände werden in verschiedenen Formen (siehe Kap. 8.1 und 8.3) vom Bein und Arm her aus allen Richtungen wohldosiert gegeben.

Anwendung: – Wirbelsäuleninstabilitäten
– Lumbalgie
– Ischialgie
– prä- oder postoperative Diskopathie
– Multiple Sklerose.

7. Kombination mit anderen therapeutischen Maßnahmen

Die schmerzfreie Position läßt sich mit den Schlingen individuell einstellen (Abb. 315) und gleichzeitig kann mit Strom behandelt werden.

8.10.4 Unterstützter Vierfüßlerstand
(Abb. 275 und 276)

Diese Aufhängung dient zur Therapie sehr schwacher neurologischer Patienten im Vierfüßlerstand.
Zwei Vorteile bietet diese Aufhängung:
- Der Therapeut hat die Hände frei zum Therapieren und braucht den Patienten nicht zu halten.
- Der Patient hat keine Angst vor dem Hinfallen und kann sich bei Ermüdung zwischendurch in den Schlingen hängen lassen.

Aufhängepunkt: Hier hat man die Wahl zwischen der mobilen Form mit einem AP über etwa dem 12. Brustwirbel oder der stabilen Form, wobei die AP über den Ösen der Schlingen liegen.

Schlingenbesteck: – 1 Oberkörperschlinge   – 3 Kopfbügel (evtl.)
                               – 1 Beckenschlinge   – 4–6 Züge.

Anwendung:
- Polyneuropathie
- Inkomplette Arm- oder Beinplexusparese
- Inkomplette Querschnittlähmung
- Multiple Sklerose
- Hemiplegie (schlaffes Stadium)
- Ataxie
- Hubfreie Mobilisation und Stabilisation der LWS.

Ausführung: 1. Die Schlingen werden auf der Matte an der richtigen Stelle ausgebreitet, die Züge wer-

Abb. 275: Der unterstützte Vierfüßlerstand.
Abb. 276: Verwendung des Kopfbügels beim unterstützten Vierfüßlerstand.

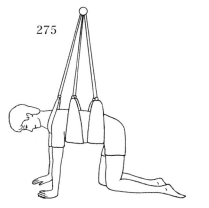

275

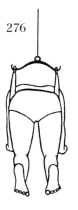

276

205

den an die entsprechende Stelle gehängt, bevor der Patient auf den Boden gebracht wird.

2. Wenn möglich, sollte man mit einem Helfer den Patienten auf die Matte transportieren. Ist man alleine, hat sich folgende Methode für Rollstuhlpatienten bewährt:

Nachdem die Fußteile zur Seite geschwenkt sind, rutscht der Patient an den Rand, nimmt ein Bein unter den Rollstuhl und kommt in den einseitigen Kniestand. Er stützt sich, so gut er kann, auf einen Stuhl, der vor ihm steht. Wenn das vorne stehende Bein nach hinten genommen wird, kann der Patient sich voll mit dem Oberkörper auf den Stuhl lehnen. Von hier aus kann er ohne Schwierigkeiten auf die Matte gebracht werden.

3. Der Patient legt sich auf die Schlingen, die Züge werden eingehängt und stramm gezogen (Abb. 277 a).

4. Der Patient wird in den Ellenbogenstütz gebracht und die Oberkörperschlinge nachgezogen (Abb. 277 b).

5. Ein Bein wird angebeugt, die Beckenschlinge auf dieser Seite nachgezogen (Abb. 277 c).

6. Der Patient kommt in den Ellenbogen-Kniestand, indem er das Gewicht auf das angebeugte Bein verlagert und das andere Bein anbeugt, während das Becken unter Mithilfe des Therapeuten angehoben wird. Beckenschlingen werden nachgezogen (Abb. 277 d).

7. Der Patient kommt in den Handstütz, Oberkörperschlingen werden nachgezogen (Abb. 277 e).

Der Patient wird also Stück für Stück mit Hilfe des Therapeuten nach oben gebracht, jedesmal wird eine Schlinge nachgezogen (Abb. 277 f).

Hinweise:

Um die Anzahl der Schlingen zu reduzieren, kann man in die Oberkörperschlinge ein oder

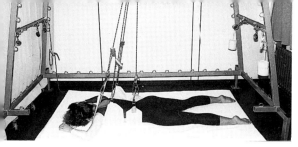

Abb. 277a–f: Der Weg aus der Bauchlage zum unterstützten Vierfüßlerstand.

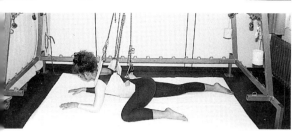

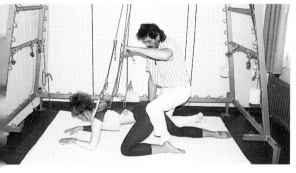

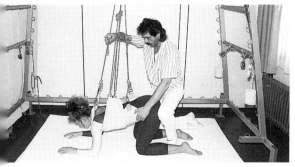

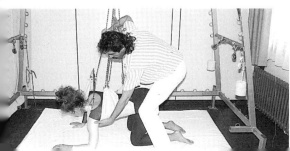

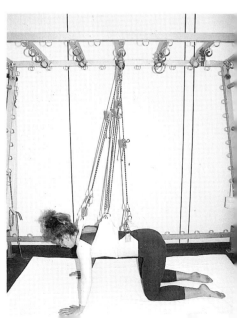

zwei Kopfbügel einhängen, ebenso einen Bügel in die Beckenschlinge. Damit hat man drei Züge gespart. Falls die Oberkörperschlinge den Patienten drücken sollte, kann man etwas Schaumstoff in die Schlinge einlegen.

Je aktiver und stabiler der Patient ist, desto mehr kann man die Züge nachlassen, so daß die Schlingen nur ganz locker anliegen. Braucht er mehr Hilfe, zieht man sie wieder etwas an.

Vorbereitung: — Patient soll Arme lockerlassen und sich in die Schlingen fallen lassen. So erfährt er, daß ihm nichts passieren kann, wenn er locker läßt und daß ihn die Schlingen tragen.

Übungen: — Gewichtsverlagerung nach vorne, hinten, zur Seite gegen Führungswiderstand. Therapeut approximiert an Schulter / Becken zur Stabilisierung.

— Rocking forward / backward entsprechend PNF.

— Stabilisierungswiderstände aus allen Richtungen, auch diagonal (Rhythmische Stabilisation).

— Kurze Stöße von allen Seiten zur Verbesserung des Gleichgewichts.

— Trainieren von Gleichgewichtsreaktionen durch langsam anschwellende Widerstände, die am Höhepunkt plötzlich weggenommen werden. Der Patient muß dadurch sehr schnell reagieren, um sein Gleichgewicht zu halten (Reaktive Stabilisierung).

— Nach der Gewichtsverlagerung zu einer Seite auf der anderen Seite mit der Hand oder dem Bein auf dem Boden vor- und zurückgleiten oder den Arm bzw. das Bein kurz abheben.

— Stand-, Spielbeinphase, Armstützfunktion:
a) Gewichtsverlagerung zu einer Seite, auf der anderen mit der Hand oder dem Knie auf dem Boden vor- und zurückrutschen.

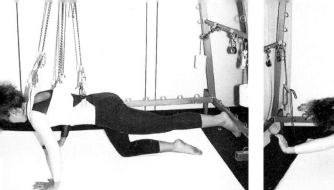
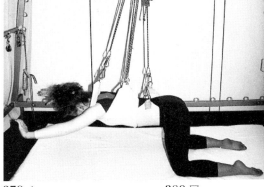

278 △   279 △   280 ▽

Abb. 278: Gewichtsverlagerung durch Anheben eines Beines: Trainieren der Stützfunktion Arm und Bein.
Abb. 279: Abheben der Arme zur Kräftigung der Rückenstrecker und Wahrnehmung des Patienten, daß ihn die Schlingen tragen.
Abb. 280: Lateralflexion im Rumpf bei gleichzeitiger Haltearbeit der Becken-Beinmuskulatur.

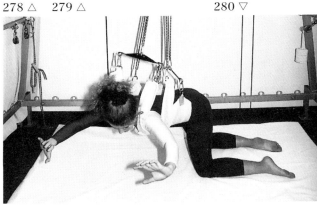

b) Einen Arm oder ein Bein abheben, als Steigerung Arm und Bein der gleichen Seite abheben, nachdem die Gewichtsverlagerung vorgenommen wurde (Abb. 278).

— Rumpfkräftigung und Stabilisierung des Beckens:
Der Patient hebt die Arme soweit ab, wie er es kann und führt mit abgehobenen Armen eine Lateralflexion in der Wirbelsäule durch (Abb. 279 und 280). Hierbei muß er die Hüftmuskulatur statisch anspannen, um stabil zu bleiben. Variieren kann man, indem die Knie einmal breit und einmal eng aufgestellt werden. Zusätzlich kann der Patient, während er die Arme abgehoben hält, das Becken vor-, zurück- und zur Seite schieben.

8.10.5 Therapie im Bettschlingentisch

Die Vorzüge und Anwendungsbereiche des Bettschlingentisches sind bereits in Kap. 3.6.1 beschrieben worden. Natürlich fehlen hierbei die vielfältigen Fixationsmöglichkeiten eines Standgerätes und beschränken daher etwas die Einsatzmöglichkeiten. Lassen Sie die Abbildungen 281 bis 286 einmal auf sich wirken – bestimmt kommen auch Sie auf neue Ideen ...

Anwendung des Bettschlingentisches:

– Bewegungsschulung bei schlaffer Hemiplegie in der Frühphase: Geringe Bewegungsausmaße können bereits sehr früh für den Patienten sichtbar gemacht werden (Abb. 281a)
– Kräftigung von peripheren Paresen, Plexusparesen, Polyneuropathien und Muskeldystrophien (Abb. 282) und bei Multipler Sklerose
– Lagerung von Bandscheibenpatienten (Abb. 285) und schlaffen Hemiplegiepatienten (Abb. 283)
– Individuelle Arm- bzw. Beinlagerung nach Schulter-, Hüft- und Knieoperationen, schnelle und bequeme Umlagerungsmöglichkeit (Abb. 281b, 284)
– Möglichkeit des eigenständigen Übens bei allen oben angeführten Krankheitsbildern nach vorheriger Anleitung (Abb. 284).

Abb. 281a: Pendeln mit Zielangabe zum Üben der Abduktion im Schultergelenk.
Abb. 281b: Zustand nach einer osteosynthetisch versorgten subkapitalen Humerusfraktur: Die Armaufhängung ersetzt Abduktionsschiene. Rotation und Abduktion können schnell nach Bedarf verändert werden.

281a ▽

281b ▽

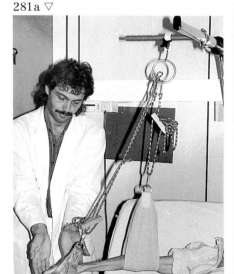
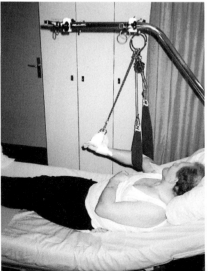

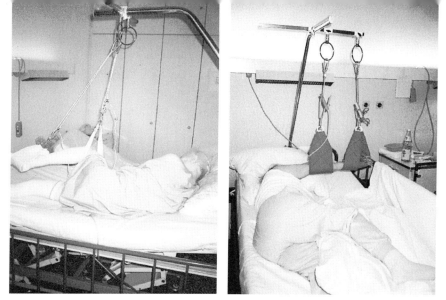

Abb. 282: Üben der Hüftflexion bei einer inkompletten Paraplegie.
Abb. 283: Lagerung einer Hemiplegiepatientin in der schlaffen Phase.

Das Kniebänkchen

In der Chirurgie ist es üblich, das Knie von frisch operierten Patienten auf die unter die Kniekehle gelegte Hand des Therapeuten zu legen, um eine Spannung im Quadrizeps zu erzeugen. Auftrag des Therapeuten: »Bitte drücken Sie Ihre Kniekehle fest in meine Hand und versuchen Sie, den Fuß etwas abzuheben«. Mit dem Bettschlingentisch hat man die Möglichkeit, den Patienten auch während der Abwesenheit des Therapeuten

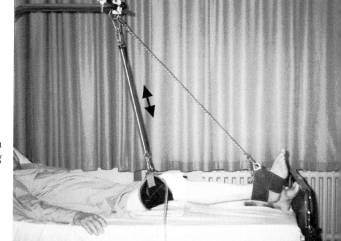

Abb. 284: Das Walking am zweiten postoperativen Tag nach einer Knie-OP.

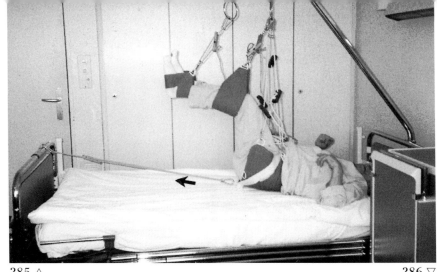

285 △

286 ▽

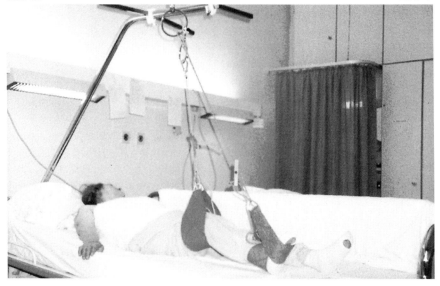

Abb. 285: Die steile Becken-Beinaufhängung unter Traktion (Pfeil) bei akutem Lumbalsyndrom. – **Abb. 286:** Üben der Hüftabduktion axial bei idiopathischer Polyneuritis, M. status 1–2.

üben zu lassen – die Abbildungen 287 und 288 zeigen Ihnen wie. Hierbei ersetzt eine Schlinge den Oberschenkel des Therapeuten. Will der Unterschenkel sich gar nicht abheben, sei es aus Schwäche oder wegen Schmerzen, kann ein Gewicht dem Patienten helfen (Abb. 288).

212

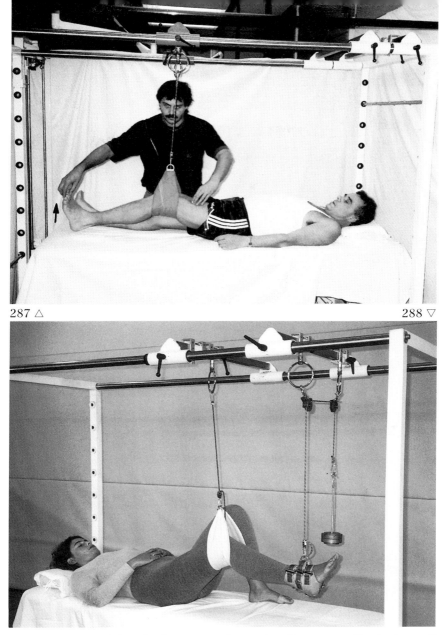

287 △   288 ▽

Abb. 287: Kniebänkchen für den ersten oder zweiten Tag post op.: Der Patient soll Quadrizepsspannung bekommen, indem er versucht, den Unterschenkel abzuheben. – **Abb. 288:** Kniebänkchen mit Unterstützung durch ein Gewicht: Die Knie-streckung gegen Schwerkraft wird durch ein Gewicht erleichtert.

9 Funktionelle Untersuchungen

Für folgende Untersuchungen bietet der Schlingentisch Vorteile:
- Bestimmung der Muskelkraft
- Test der Gelenkbeweglichkeit
- Test auf Entspannung
- Spezielle Untersuchungen an der Wirbelsäule

9.1 Muskelkraft

Die Präzisierung einer Muskelleistung wird durch folgende Faktoren bestimmt:

a) Durch die Aufhängung in einer Ebene wird eine Bewegung auf diese Ebene beschränkt, Abweichungen werden sofort erkannt und können wirksam ausgeschaltet werden.

b) Ohne Einfluß der Eigenschwere und Reibung kann mit Hilfe der einzelnen Aufhängungen aus Kap. 7 das aktive Bewegungsausmaß in Winkelgraden gemessen werden. Dadurch wird z. B. die relativ ungenaue Aussage: Status 1–2 zu folgender präzisiert: Status 1–2/60 Grad, passiv endgradig frei. Den Fortschritt innerhalb einer gewissen Zeitspanne kann man mit diesen Angaben exakt erkennen (Abb. 289).

c) Bei Muskeln, die einen höheren Status als 2 besitzen, kann man die genaue Leistung in kg Gewicht angeben, welche der Patient endgradig oder auch wieder nur in einem bestimmten Winkelbereich bewegen kann, z. B. Streckung im Ellenbogen 1,5 kg endgradig (Abb. 290).

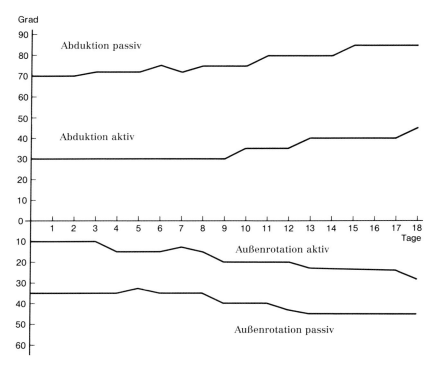

Abb. 289: Beispiel für den zeitlichen Verlauf einer Kontrakturbehandlung des Schultergelenkes nach einer Axillarislähmung.

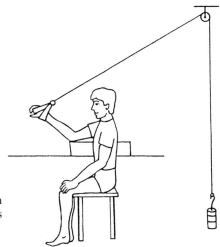

Abb. 290: Möglichkeit zur exakten Messung der Muskelkraft des M. trizeps brachii mit Hilfe von Gewichten.

9.2 Gelenkbeweglichkeit

Die Bindung an eine Bewegungsebene, Erkennen von Ausweichbewegungen, Ausschaltung von Schwerkraft, Reduzierung von evtl. auftretenden Schmerzen durch Minderung der Reibung und Erleichterung der Bewegung bieten eine gute Voraussetzung, um das tatsächliche aktive Bewegungsausmaß bei einer vorhandenen Kontraktur festzustellen. Alle diese Bedingungen werden in den Standardaufhängungen aus Kapitel 7.1 mit dem AP über dem Gelenk erfüllt.

9.3 Entspannung

Im Kapitel 8.7 wurde bereits beschrieben, woran man erkennt, ob ein Patient entspannen kann. Ich stelle die Merkmale noch einmal zur Erinnerung heraus:

– Der Patient blockiert durch Gegenspannen das harmonische Ausschwingen/Auspendeln, d. h. die Schwingungen nehmen zu schnell ab. Der Therapeut kann den Widerstand beim passiven Schwingen/Pendeln fühlen.
– Der Patient bewegt beim Schwingen/Pendeln mit, die Schwingungen dauern beim Auspendeln zu lange.
– Bei Muskeldysbalancen wird in axialen Wirbelsäulenaufhängungen keine Symmetrie erreicht, in axialen Extremitätenaufhängungen keine physiologische Ruhestellung in der entsprechenden Ebene.

Neben diesen Methoden kann man die Entspannung auch durch
– Tasten der Spannung an der Muskulatur,
– Schüttelungen des zu entspannenden Muskels,
– Anschließen eines Biofeedbackgerätes erkennen.

Empfehlenswert ist letzteres, da der Patient zusätzlich optisch seine Entspannung kontrollieren kann.

9.4 Spezielle Untersuchungen an der Wirbelsäule (Abb. 291 bis 294)

Auch hierbei bietet der Schlingentisch dem Therapeuten eine wesentliche Erleichterung bei der Arbeit:
– Durch den fehlenden Schwerkrafteinfluß ist die Wirbelsäulenmusku-

latur optimal entspannt, so daß der Therapeut Strukturen besser tasten kann.
- Der Therapeut braucht den Patienten nicht zu halten und hat dadurch eine Hand frei.
- Das Bewegen der einzelnen Wirbelsäulenabschnitte ist mit keinem Kraftaufwand verbunden, da weder Reibung noch Schwerkraft einwirken können.

9.4.1 Untersuchung der HWS

Therapieposition: Kopfaufhängung in Rückenlage
- Test auf Lateralverschiebung
- Test auf segmentale Blockierung mit Rotation oder Seitneigung
- Test auf Druckdolenz der Gelenkfacetten

9.4.2 Untersuchung der BWS

Therapieposition: Sitz
- Test auf Wirbelblockaden bei Rotation über die Dornfortsätze (Abb. 293)

Therapieposition: Bauchlage – Oberkörperaufhängung
- Test auf Wirbelblockierung bei Lateralflexion
- Federungstest (s. Abb. 294)

9.4.3 Untersuchung der LWS (Abb. 291 und 292)

Therapieposition: Bauchlage – Becken-Beinaufhängung
- Test auf Wirbelblockierungen über die Dornfortsätze
- Federungstest

Therapieposition: Seitenlage – Becken-Beinaufhängung
- Test auf Flexion/Extension über die Dornfortsätze (harmonischer Bogen)
- Test auf Wirbelblockierungen bei Lateralflexion, die angebeugten Beine hängen über die Bankkante und sind mit Federn aufgehängt. Der Therapeut führt eine Lateralflexion über die Beine durch.

Therapieposition: Sitz
- Test auf Wirbelblockierungen bei Rotation

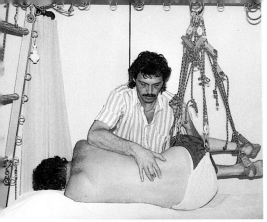

291 △

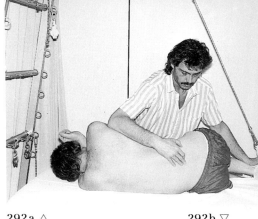

292a △   292b ▽

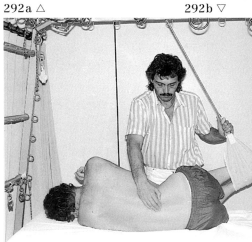

293 ▽

Abb. 291: Untersuchung der LWS auf harmonischen Bogen bei Flexion und Extension. – **Abb. 292a+b:** Untersuchung der LWS auf Blockierung in einem Segment über die Lateralflexion.

Abb. 293: Test auf Blockierung eines BWS-Segmentes.

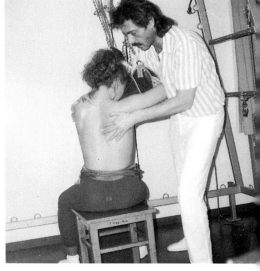

218

Federungstest:
Durch Druck von Zeigefinger und Mittelfinger auf die Gelenkfacetten werden diese zum Klaffen gebracht oder komprimiert. Das erzeugt bei gestörten Segmenten einen Schmerz auf der entsprechenden Seite.

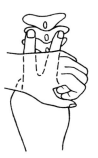

Abb. 294: Federungstest der kleinen Wirbelgelenke (Springing-Test).

Es würde den Rahmen dieses Buches sprengen, wenn auf die manuelle Untersuchung genauer eingegangen würde. Diese Beispiele sollen lediglich eine Anregung für die Kombinationsfähigkeit von verschiedenen Methoden mit der Schlingentischtherapie sein.

10 Weitere technische Möglichkeiten

10.1 Fixation im Schlingentisch

Neben den bereits beschriebenen Möglichkeiten der Fixation mit Gurten möchte ich in diesem Kapitel noch auf weitere Fixationsmöglichkeiten hinweisen.

10.1.1 Fixation mit Schlingen

– Anstatt eines Bananengurtes am Becken oder an der Schulter kann man eine Arm- bzw. Beinschlinge in der Mitte falten und sie wie einen Bananengurt anlegen. Mit einem einfachen Zug wird in die entsprechende Richtung am Rahmengestell fixiert. Den Druck kann man durch eine kleine Schaumstoffzwischenlage vermindern.
– Durch Anlegen einer speziellen Fixationsmanschette oder einer gespaltenen Beinschlinge (s. Zubehör Kap. 2.3), die in die entgegengesetzte Richtung divergierend fixiert wird, kann man eine Extremität in jeder beliebigen Stellung fixieren. Es genügt bereits ein Winkel der beiden Züge β von etwa 50 Grad (Abb. 295).

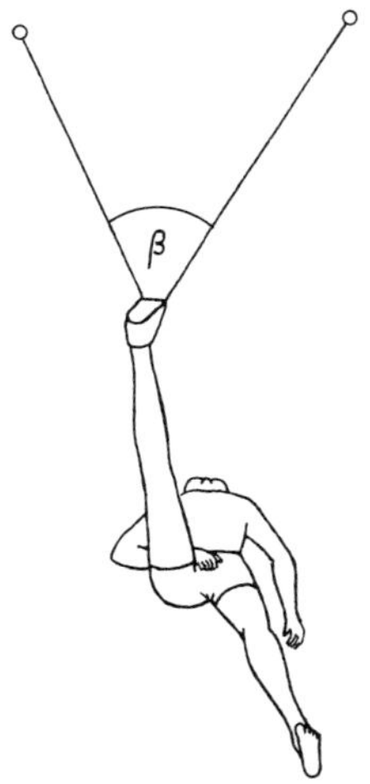

Abb. 295: Beispiel für die Fixation einer Extremität in jeder beliebigen Position. Je größer der Winkel β, desto stabiler ist die Aufhängung.

220

- Schlinge auf die Schulter zur Vermeidung der Skapulaelevation bei Abduktion des Arms (Abb. 176, 296), ebenso mit den oberen Laschen einer Brustkorbschlinge.
- Schlinge seitlich an das Becken zur Verhinderung des seitlichen Verrutschens bei Lateraltraktion des Hüftgelenks (Abb. 297).
- Schlinge über das ganze Becken zur Verhinderung der Beckenrotation.
- Fixierung des im Knie gestreckten (bei einseitiger Ischiokruralendehnung) oder gebeugten (bei Rektus-/Iliopsoasdehnung) Beines (s. Abb. 155 bis 161).
- Fixierung des Beckens in Seitenlage mit einer langen Becken- oder Beinschlinge und divergierender Mehrpunktaufhängung (Abb. 298) oder Fixierung des Brustkorbs in Seitenlage (Abb. 299).
- Fixierung des Brustkorbs bei Lateraltraktion der Schulter (Abb. 300).

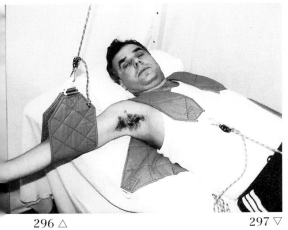

Abb. 296: Fixation der Skapula bei Abduktion des Armes mit einer Lasche der Brustkorbschlinge.
Abb. 297: Seitliche Fixation des Beckens bei Lateraltraktion der Hüfte. – **Abb. 298:** Fixierung des Beckens in Seitenlage mit divergierender Mehrpunktaufhängung.

296 △   297 ▽

298 ▽

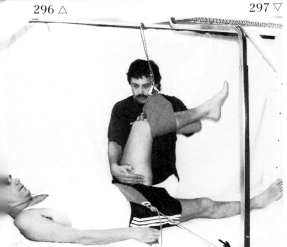

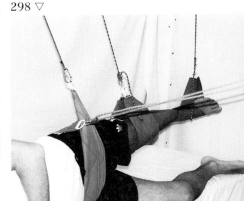

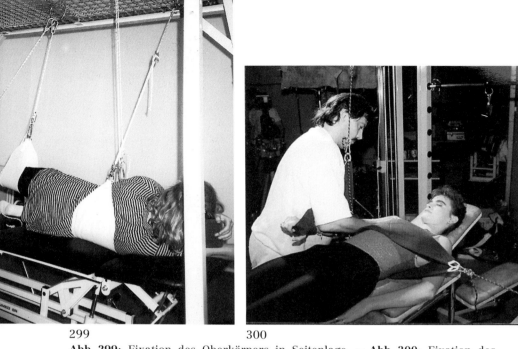

299   300

Abb. 299: Fixation des Oberkörpers in Seitenlage. – **Abb. 300:** Fixation des Brustkorbs bei einer Lateraltraktion der Schulter.

10.1.2 Fixation mit Oberarm- und Oberschenkelmanschette

Mit dieser Manschette kann man das Bein oder den Arm in einer bestimmten Position divergierend fixieren, um Ausweichbewegungen zu vermeiden.

Anwendung: – Fixierung des Oberschenkels in Hüftflexion oder -extension bei aktiver Knieflexion oder -extension (Abb. 301), ebenso den Oberarm bei Ellenbogenflexion oder -extension (Abb. 302).

– Fixierung des Oberarms unter Traktion der Schulter bei axialer Rotation in Rücken- oder Seitenlage (Abb. 303), ebenso den Oberschenkel bei axialer Innen- und Außenrotation (Abb. 304).

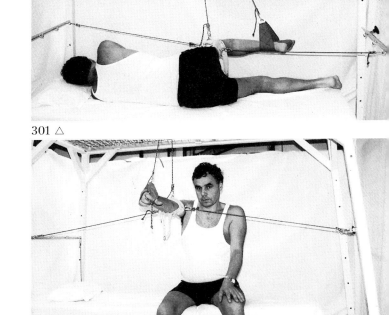

301 △

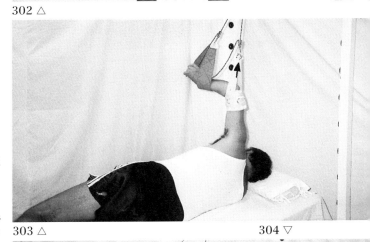

302 △

Abb. 301: Fixation des Oberschenkels bei Knieflexion/-extension.
Abb. 302: Fixierung des Oberarms in 90 Grad Schulterflexion, während der Ellenbogen gebeugt und gestreckt wird.
Abb. 303: Oberarmmanschette zur Fixierung des Oberarms unter Traktion bei Innen- und Außenrotation im Schultergelenk.
Abb. 304: Oberschenkelmanschette zur Fixation des Oberschenkels unter Hüfttraktion bei Innen- und Außenrotation.

303 △   304 ▽

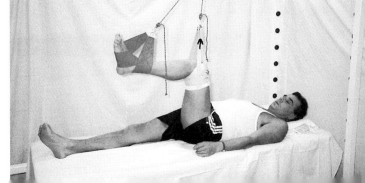

10.1.3 Der Bodyfixateur (Abb. 305 bis 307)

Der Bodyfixateur dient zum Fixieren von Körperteilen, um Ausweichbewegungen bei Bewegungsübungen, Traktion oder Muskeldehnung auszuschalten.

Er ersetzt die bekannten Pins, die in die fest vorgegebenen Löcher der Behandlungsbank gesteckt werden. Meist sind die Löcher nicht an den Stellen, wo sie gerade benötigt werden. Daher ist der Therapeut beim Bodyfixateur unabhängig von vorgegebenen Löchern.

Beim Anbringen kuppelt man ihn mit dem oberen Ende an einen Wirbelringträger an und zieht ihn soweit aus, daß er sich fest mit dem Auflageteller an der Bank abstützt. Der Patient rutscht nun gegen das Rundpolster und ist fixiert.

Das breite Einsatzspektrum des Bodyfixateurs können Sie aus den Abbildungen 106, 137, 181, 191 b, 306 und 307 erkennen.

Abb. 305: Der Bodyfixateur. – **Abb. 306:** Der Bodyfixateur als Fixationsmöglichkeit der Skapula bei Abduktion des Armes.

305 ▽   306 ▷

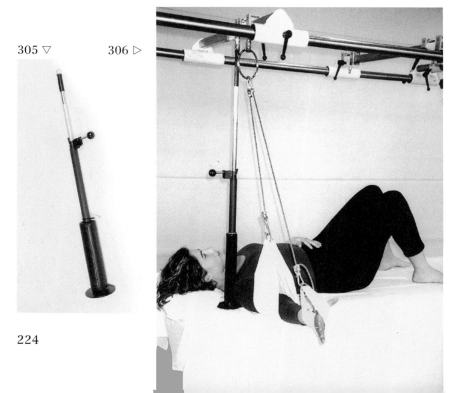

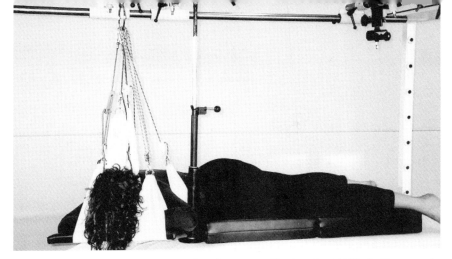

Abb. 307: Der Bodyfixateur dient bei der Lateralflexion der BWS als Hypomochlion, um die LWS von der Mitbewegung auszuschließen.

10.1.4 Der Multifixateur (Abb. 308)

Der Multifixateur erfüllt zwei wichtige Aufgaben:
1. Durch die Aufhängeösen an der Horizontalstrebe erweitert er die Aufhängefläche des Deckenteils und bietet damit genügend Raum für die laterale AP-Verschiebung.
2. Er schafft Fixpunkte rund um den Schlingentisch an jeder beliebigen Stelle und in jeder beliebigen Höhe. Dadurch erweitert er beträchtlich den Aktionsradius des Schlingentisches.

Diese Fixpunkte werden besonders bei Traktionen, Dehnlagerungen und vor allen Dingen bei der Rollenmontage in der Medizinischen Trainingstherapie benötigt. Sehen Sie sich in den entsprechenden Kapiteln (besonders in Kap. 8.2) die Anwendungsmöglichkeiten an.

Abb. 308: Der Multifixateur.

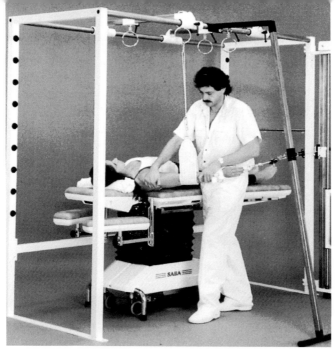

Abb. 309: Der Arm wird bei der Gleitmobilisation des Humeruskopfes nach kaudal mit einer Handtraktionsmanschette am Multifixateur unter leichter Traktion gehalten.

10.2 Lagerung im Schlingentisch

(Abb. 310 bis 317)

Mit Schlingen läßt sich jede erdenkliche Lagevariation für einen Patienten konstruieren. Durch die feine Regulierungsmöglichkeit mittels der Züge läßt sich jede Einstellung im Raum verwirklichen, besonders natürlich im Schlingenkäfig.

Einige Beispiele sollen dies verdeutlichen:

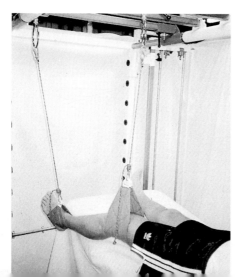

Abb. 310: Lagerung des Beins bei Koxarthrosepatienten in leichter Abduktion, Extension und Innenrotation. Die divergierenden Aufhängepunkte sichern die Innenrotation: Der AP für den Fuß muß bei leicht gebeugtem Bein nach lateral, der AP für das Knie nach medial verlagert werden.

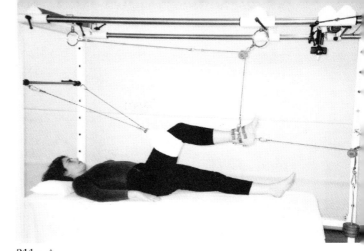

311a △

311b ▽

Abb. 311a+b: Traktionslagerung für das Kniegelenk
in Rücken- (a) und Bauch-
lage (b).

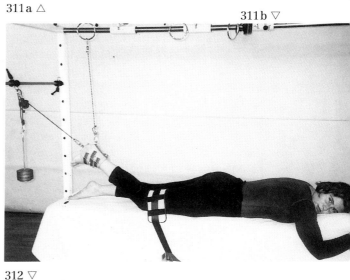

312 ▽

Abb. 312: Lagerung der
Hüfte unter Traktion.

- Für die beschriebene Massageposition (Abb. 314) kann man jede gewünschte Höhe, die der Patient benötigt, einstellen. Mit Lagerungskissen wird die richtige Höhe meist nur mit viel Aufwand erreicht.
- In Seitenlage läßt sich sehr gut das obenliegende Bein in schmerzfreier Position lagern, um z. B. bei einem Koxarthrosepatienten Elektrotherapie, Massage, Heiße Rolle, Fango etc. anzuwenden (s. Abb. 315).
- Bei stationären Patienten kann die untere Extremität nach einer Knieoperation in jeder gewünschten Knieflexionsstellung gelagert und sogar ohne großen Aufwand stündlich umgelagert werden.
- Für jedes Gelenk kann ohne großen Aufwand sehr schnell die physiologische oder aktuelle Ruhestellung im Sinne der Manuellen Therapie hergestellt werden.
- Mit Hilfe des Bettschlingentisches kann z. B. nach einer Implantierung eines künstlichen Hüftgelenks das Bein in der gewünschten Rotations- bzw. Flexionsstellung gelagert werden. Zusätzlich kann der Patient sogar noch Bewegungen ausführen.
- Die *Becken-Beinaufhängung* (Seite 94–97) bietet dem Patienten mit Bandscheibenleiden z. B. eine Möglichkeit zur Schmerzlinderung. Es kann hier *dreidimensional* eingestellt werden:
  - die Kyphosierung bzw. Lordosierung der LWS über die Höheneinstellung der Beine und über die Beckenschlinge mit vier Aufhängeösen (Abb. 226 a, b);

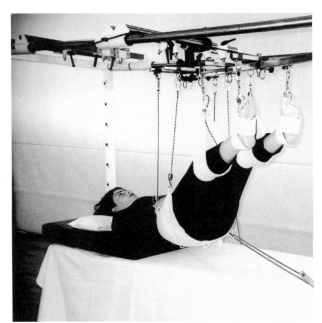

Abb. 313: Entlastungslagerung bei linksseitiger Ischialgie unter Traktion.

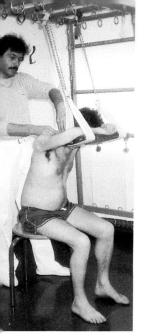
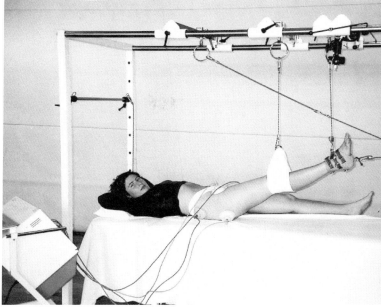

314 △   315 △

Abb. 314: Die Sitzaufhängung als Massageposition für den Schulter-Nacken-bereich.

Abb. 315: Traktionslagerung bei einer Koxarthrose unter gleichzeitiger Stromapplikation.

- die Lateralflexion durch einen zusätzlichen Zug, der einseitig an der Beckenschlinge angesetzt und nach kaudal fixiert wird (Abb. 313), oder durch Verschiebung des AP zur Gegenseite der Weitung (Gesetz Nr. 5);
- die Rotation durch unterschiedliche Höheneinstellung der Züge zum Becken.

- Die *Kopf-Armaufhängung* (s. Abb. 125) kann Schmerzlinderung bei Beschwerden im Schulter-Nacken-Armbereich bringen. Eingestellt werden hierbei:
    - Lordosierung der HWS durch symmetrische Höheneinstellung der Züge an der Kopfschlinge,
    - Rotation durch einseitige Höheneinstellung der Züge an der Kopfschlinge,
    - Einstellung der Arme in variabler Abduktions- und Flexionsstellung durch Höheneinstellung der Züge und Verschiebung des AP nach lateral.

229

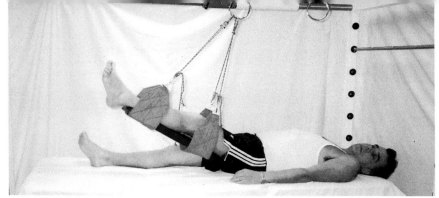

316 △   317 ▽

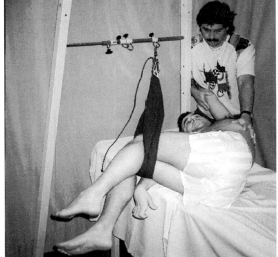

Abb. 316: Lagerung zur Entstauung des Beins auf einem Brett.

Abb. 317: Drehdehnlage-rung zur Rumpfmobilisa-tion, Atemtherapie oder Spastikreduzierung im Bein.

- Die Lagerung einer Extremität in der aktuellen Ruhestellung.
  Dazu verändert man die Grundaufhängungen von Kap. 7.1 durch Änderung der Zuglänge und der Lage des AP.
  Bei einer Koxarthrose z. B. kann man die benötigte Flexion im Hüftge-lenk durch die Höheneinstellung der Züge erreichen, die gewünschte Abduktion durch Verschiebung des AP nach lateral und die Rotations-einstellung durch Verwendung von zwei AP, wobei derjenige für die Fußschlinge medial bzw. lateral gegenüber dem der Beinschlinge verschoben wird (dabei sollte das Knie natürlich etwas flektiert sein, um die Rotation beeinflussen zu können).
- Abb. 281 b zeigt, wie eine Aufhängung im Bettschlingentisch bei einer subcapitalen Humerusfraktur eine Abduktionsschiene ersetzen kann.

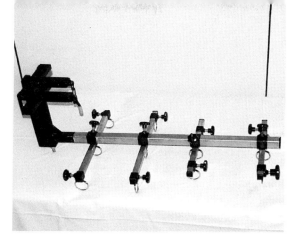

Abb. 318: Der Dekompressionsstab.

10.3 Der Dekompressionsstab (Abb. 318)

Der Dekompressionsstab ist ein um 240 Grad drehbares Vierkantrohr mit mehreren verschieblichen Ösenträgern. Er ist an jede beliebige Stelle positionierbar. Zur Therapie wird sein Drehpunkt lotrecht über das zu bewegende Gelenk bzw. den zu bewegenden Wirbelsäulenabschnitt gebracht (vgl. Abb. 214).

Der Dekompressionsstab ermöglicht zwei Anforderungen, die bisher in der Schlingentischtherapie nie gleichzeitig erreicht wurden:

Bewegen ohne Schwerkraft und ohne Kompression.

Durch den Dekompressionsstab sind die meisten axialen Aufhängungen nicht mehr nötig, an der Wirbelsäule sollten sie im orthopädischen Bereich generell nicht mehr durchgeführt werden, da sie durch den entstehenden Druck mehr schaden als nützen können.

Der Dekompressionsstab erlaubt weiterhin in zwei Gelenken gleichzeitig hubfreie Bewegungen (vgl. Abb. 107).

10.4 Der Multitrainer (Abb. 319)

Der Multitrainer besteht aus einem um 360 Grad drehbaren Gewichteträger mit verstellbarer Umlenkrolle. Er kann wahlweise an einer der vier Stützstreben des Schlingentisches angebracht werden. Beim Deckentyp läßt er sich an einer Wand in gewohnter Weise befestigen.

Der Multitrainer hat multifunktionellen Charakter:

1. Er ist ein »aktives« und »passives« Gerät.

   Als aktives Gerät kann man ihn zur Medizinischen Trainingstherapie in den Schlingentisch integrieren (Abb. 129 bis 145). Dadurch können geschwächte Muskeln wohldosiert auf Kraft, Ausdauer und Koordination trainiert werden – und dies exakt ebenengetreu. Ausweichbewegungen sind hierbei auf das Minimum reduziert.

   Als passives Gerät kann man ihn zur Traktion von Gelenken und zur Muskeldehnung einsetzen (vgl. Abb. 320).

2. Durch die Drehbarkeit um 360 Grad kann er an jeder beliebigen Stelle *innerhalb* und *außerhalb* des Schlingentisches eingesetzt werden. Man hat sich damit die Anschaffung so manch teurer Trainingsgeräte erspart.

3. Der Multitrainer besitzt die Möglichkeit der Lasthalbierung: Die aufgelegten Gewichte können um die Hälfte reduziert werden, die Hubhöhe wird dadurch doppelt so groß. Somit können sowohl sehr schwache Muskeln (mit Lasthalbierung) als auch geschwächte oder gesunde Muskeln (ohne Lasthalbierung) auftrainiert werden.

◁ 319

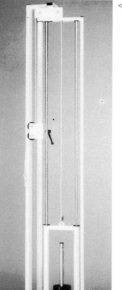

Abb. 319: Der Multitrainer. – **Abb. 320:** Der Multitrainer zur Dauertraktion des Hüftgelenks in 90 Grad Flexion.

320 ▽

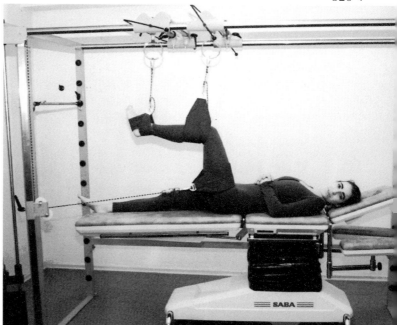

Schlingentisch kontra Bewegungstherapie im Wasser

Man sollte nie vergessen, daß es die optimale Behandlungsmethode niemals geben wird. Es geht in unserer Behandlung um Menschen und nicht um Methoden. Man sollte sich von jeder Behandlungsmethode das herausholen, was sich bei Herrn oder Frau X speziell am wirkungsvollsten anwenden läßt.

So sehe ich auch in der Schlingentischtherapie trotz der vielen Vorteile nicht das »non plus ultra«.

Mit der oben eingeleiteten Fragestellung möchte ich die Bewegungstherapie im Wasser mit der Schlingentischtherapie vergleichen. Jede Therapie hat ihre Vor- und Nachteile. So soll sich auch hier bei diesen beiden Therapiearten der Therapeut fragen, in welchem Verhältnis *Aufwand* und *Nutzen* zueinander stehen.

Betrachten wir zuerst die Gemeinsamkeiten der beiden Therapiearten: Beide Methoden bringen dem Patienten *Bewegungserleichterung*. Einmal ist es die Auftriebskraft des Wassers, und einmal sind es die Schlingen, die den Patienten halten.

In der folgenden Tabelle sind die Vor- und Nachteile gegenübergestellt.

Schlingentischtherapie

Vorteile: – exakte, ebenengerechte Bewegungen möglich
– reibungslose Bewegungen ohne Schwerkraft möglich
– Ausweichbewegungen sind gut zu erkennen und auszuschalten
– exakte Bewegungsdiagnose
– sehr gute Dosierung für Kräftigung
– optimale Entspannungsmöglichkeit
– eine zweite Therapieform ist gleichzeitig anwendbar
– kein großer Aufwand mit An- und Ausziehen
– keine Hygieneprobleme
– Zeit- und Kraftersparnis für den Therapeuten
– kaum Kontraindikationen

Nachteile: – oft hoher Zeitaufwand, besonders bei komplizierten Aufhängungen und für Anfänger
– man ist immer auf eine Position fixiert, Positionswechsel ist umständlich
– kein sozialer Kontakt zu anderen Patienten und keine Interaktion möglich

Bewegungstherapie im Wasser

Vorteile: – Wärme des Wassers
– sozialer Kontakt zu anderen Patienten
– schneller Positionswechsel
– mehrdimensionale Bewegungen möglich
– Verringerung der Schwerkraft bei der Gangschule
– größere Bewegungsfreiheit des Patienten

Nachteile: – Angst des Patienten vor dem Wasser, besonders bei Nichtschwimmern
– keine exakten Bewegungen möglich
– keine exakte Bewegungskontrolle
– Ausweichbewegungen sind schwer auszuschalten
– bei nicht allen Bewegungen kann die Auftriebskraft ausgenutzt werden
– Seitenlage und Bauchlage sind nicht gut zu verwirklichen
– hoher Zeitaufwand für Therapeut: Duschen, Abtrocknen, An- und Ausziehen, Haare fönen, oft die gleichen Aktivitäten noch am Patienten
– Kontraindikationen: Herzerkrankungen, offene Hautstellen, Harnwegsinfekte, Blaseninkontinenz, Kreislaufstörungen

12 Grenzen der Schlingentischtherapie

Die Grenzen der Schlingentischtherapie sind nicht nur da gesetzt, wo der Aufwand größer als der Nutzeffekt ist. Dies wurde im letzten Kapitel deutlich gemacht.

Die Schlingentischtherapie läßt sich nicht bei kleineren Gelenken wie Hand, Fuß, Finger und Zehen anwenden. Hier wäre sie völlig unsinnig. Weiterhin kann Schlingentischtherapie nie spezielle Techniken wie Brunkow, Bobath, Vojta, PNF usw. ersetzen.

Die Kombination mit einer dieser Behandlungsmethoden ist nur im Einzelfall möglich und sinnvoll.

So lassen sich zusammengefaßt folgende Grenzen darstellen:
- Kontraindikationen (Kap. 4)
- größerer Aufwand als Nutzen
- kleine Gelenke
- spezielle Behandlungsmethoden

Damit wäre der »Lobeshymne« über die Schlingentischtherapie in Kapitel 6 eine realistische Grenze gesetzt.

13 Indikationsliste

In dieser Indikationsliste sind die wichtigsten Krankheitsbilder, die sich im Schlingentisch therapieren lassen, alphabetisch zusammengestellt.

Sie soll allen Therapeuten in der Praxis als Nachschlagewerk dienen, den Schülern und Berufsanfängern eine Orientierungshilfe bieten.

Diese Indikationsliste darf keinesfalls unreflektiert als Rezeptbuch benutzt werden.

Die individuelle Patientensituation stellt oft andere Anforderungen an den Therapeuten.

Alle Aufhängungen können immer wieder individuell nach den Gesetzmäßigkeiten 2 bis 6 speziell für einen Patienten abgewandelt werden.

Krankheitsbild	Aufhängung	Kapitel	Abbildung	Therapieart	Kapitel
Ataxie	Arm- und Beinaufhängungen	7.1	97–118	Koordinationsschulung	8.8
	Ganzaufhängung	8.10.1	255	Ganzkörperstabilisierung	8.10.1.5
	Unterstützter Vierfüßlerstand	8.10.4	275	Stabilisierung	8.10.4
Bandscheibenschaden: siehe Ischialgie, Zervikalsyndrom					
M. Bechterew	Oberkörperaufhängung	7.2.2	123, 124	Aktive Rumpfmobilisation	8.9.5, 8.9.6
	Becken-Beinaufhängung	7.2.1	119–122		8.9.2, 8.9.4
	Sitzaufhängung	7.2.4	126, 243, 244, 246, 247, 249, 251, 252		8.9.7.2–4
	Seitliche Arm-Beinaufhängung	8.10.3	269		8.10.3.2, 8.10.3.4–5
Chondropathia patellae	Dehnlagerungen	8.4	159, 161	Rektusdehnung mit statischer Ermüdung	8.4.3
	Medizinische Trainingstherapie	8.2	143	Kräftigung des Vastus medialis am Bewegungsende	8.2

Krankheitsbild	Aufhängung	Kapitel	Abbildung	Therapieart	Kapitel
Diskopathien: zervikale siehe Zervikalsyndrom, lumbale siehe Ischialgie					
Endoprothesen-stationäre Nachbehandlung	Grundaufhängungen Bein	7.1	97–104	Aktive Bewegungen	8.1, 8.3.1
			310	Lagerung	8.6.1, 10.2
			100, 177, 179	Mobilisation	8.5.1
	Walking	8.10.2	267	Kräftigung	8.10.2
Gonarthrose	Beinaufhängung	7.1.2	105–107	Hubfreies Bewegen	8.1
			198, 199, 311	Traktion	8.5.2.3
			178, 200, 201	Mobilisation	8.5.1, 8.5.2.3
	Walking	8.10.2	267	Kräftigung	8.10.2
Guillain-Barré-Syndrom	Ganzaufhängung	8.10.1	255	Ganzkörperstabilisation	8.10.1.5
			258, 260, 262–264	Stützfunktion Arm-Bein	8.10.1.3–4
				Kreislauftraining	8.10.1.2
Weiteres siehe: Polyneuropathien, Periphere Lähmungen					

Krankheitsbild	Aufhängung	Kapitel	Abbildung	Therapieart	Kapitel
Weiteres siehe: Polyneuropathien, Periphere Lähmungen					
Hemiplegie, schlaffes Stadium	Aufhängungen Arm-Bein	7.1	97–119	Aktive Bewegungen	8.1
				Koordinationsschulung	8.8
		10.2	283	Lagerung	8.10.5
	Seitliche Arm-Beinaufhängung	8.10.3	269, 271, 273	Skapulaprotraktion	8.10.3.3
	Unterstützter Vierfüßlerstand	8.10.4	275, 278	Gewichtsverlagerung, Stand-, Spielbeinphase	
– spastisches Stadium	Seitliche Arm-Beinaufhängung	8.10.3	269, 270	Skapulamobilisation	8.10.3.1
				Entspannung	8.7
			271–274	Aktive Skapulabewegungen	8.10.3.3
			272–274	Rumpfmobilisation	8.10.3.5

Krankheitsbild	Aufhängung	Kapitel	Abbildung	Therapieart	Kapitel
– spastisches Stadium	Unterstützter Vier-füßlerstand	8.10.4	275, 278	Gewichtsverlagerung auf Hemiseite	8.10.4
	Sitzaufhängung	7.2.4	126, 243, 244, 247, 249, 252, 253	Rumpfmobilisation	8.9.7.2 8.9.7.2 8.9.7.4
Hüftdysplasie: siehe Koxarthrose					
Ischialgie	Becken-Bein-aufhängung in Rücken- und Bauchlage	7.2.1	119, 120, 148–153	Spannungsübungen	8.3.2
					8.9.2.2
			217–223	LWS-Traktion	8.9.2.3
					8.9.3
			229	Elektrotherapie, Fango	8.9.2.5
				Entspannung	8.9.7, 8.9.2.4
			214, 215, 313	Lagerung	10.2
			122	Pendeln	8.1.1
	Becken-Beinauf-hängung in Seiten-lage	7.2.1	231, 235	Manuelle Traktion	8.9.4
			232, 233	Aktive Kyphosierung und Lordosierung	8.9.4
				Spannungsübungen	8.3.2

Krankheitsbild	Aufhängung	Kapitel	Abbildung	Therapieart	Kapitel
Ischialgie	Seitliche Arm-Beinaufhängung	8.10.3	269	Entspannung	8.7
			272, 273	Spannungsübungen	8.3.2 8.10.3.6
			315	Elektrotherapie	10.2

Kontrakturen: Schultergelenk – siehe Periarthritis humeroskapularis, Hüfte- siehe Koxarthrose, Knie- siehe Gonarthrose

Krankheitsbild	Aufhängung	Kapitel	Abbildung	Therapieart	Kapitel
Koxarthrose	Aufhängungen Bein	7.1	97–104	Hubfreies Pendeln	8.1
				Entspannung	8.7
			191–194	Traktion	8.5.2.2, 8.6.4
			177, 179	Mobilisation	8.5.1
			194, 195–197	Mobilisation	8.5.2.2
	Einfaches Walking	8.10.2	134, 136, 140, 267	Kräftigung	8.1, 8.2, 8.10.2
Kreuzbandlä-sionen-postoperativ	Beinaufhängungen	7.1.1.1, 7.1.2	97, 105, 107	Hubfreies Bewegen	8.1.1–3
	Einfaches Walking	8.10.2	267	Aktive Streckung in geschlossener Kette	8.10.2

Krankheitsbild	Aufhängung	Kapitel	Abbildung	Therapieart	Kapitel
Lumbalgie: siehe Ischialgie					
Zstd. nach Mammaamputation	Oberkörperaufhängung in Rückenlage	7.2.2.1	237	Rumpflateralflexion	8.9.5
	Sitzaufhängung	7.2.4	126, 249, 251		8.9.7
	Seitliche Arm-Beinaufhängung	8.10.3	269	Entspannung des Schultergürtels	8.10.3.2
			270	Skapulamobilisation	8.10.3.1
			272–274	Rumpfmobilisation	8.10.3.5
Zur Mobilisation des Schultergelenkes siehe: Periarthritis humeroskapularis					
Meniskopathie	Aufhängungen Bein	7.1.2	105–107	Hubfreies Bewegen	8.1.1–2
			198–201, 311	Knietraktion	8.5.2.3, 10.2
			178		8.5.1
	Walking	8.10.2	267	Aktive Mobilisation	8.10.2
	Kniebänkchen	8.10.6	287, 288		

Krankheitsbild	Aufhängung	Kapitel	Abbildung	Therapieart	Kapitel
Multiple Sklerose	Grundaufhängungen Extremitäten und Rumpf	7.1, 7.2	97–127	Kräftigung	8.1
				Koordinationsschulung	8.8
	Unterstützter Vierfüßlerstand	8.10.4	275, 278–280	Stabilisierung, Gewichtsverlagerung	8.10.4
	Ganzaufhängung	8.10.1	255, 266	Rumpfstabilisierung	8.10.1.5
			258, 260, 262, 264	Stützfunktion Arm und Bein	8.10.1.4 / 8.10.1.3
				Kreislauftraining	8.10.1.2
	Walking	8.10.2	267, 268	Reziproke Gehbewegung	8.10.2
	Becken-Beinaufhängung in Rücken-, Bauch- und Seitenlage	7.2.1	119–122		
			234, 235	Aktive oder passive Rumpfmobilisation zur Reduzierung der Spastik	8.9.4
	Oberkörperaufhängung	7.2.2	123, 124, 237, 238		8.9.5.6
	Sitzaufhängung	7.2.4	126, 243, 244, 246, 247, 249, 251, 252		8.9.7
	Seitliche Arm-Beinaufhängung	8.10.3	269, 272–274		8.10.3.5

Krankheitsbild	Aufhängung	Kapitel	Abbildung	Therapieart	Kapitel
Muskeldystrophie	Grundaufhängungen Extremitäten und Rumpf	7.1	97–127	Aktive Bewegungen, Isometrie	8.1, 8.3, 8.9
	Ganzaufhängung	8.10.1	255, 258, 260, 264, 265	Rumpfstabilisation Stützfunktion Arm, Bein	8.10.1.5 8.10.1.3–4
				Kreislauftraining	8.10.1.2
Osteochondrose siehe: Schleudertrauma, Zervikalsyndrom					
Osteoporose	Ganzaufhängung	8.10.1	255, 258, 260	Vorbereitung auf das Stehen	8.10.1.4
			266	Rumpfstabilisation	8.10.1.5
	Aufhängungen für die Wirbelsäule	7.2	119–126, 148–153 240, 241	Isometrie	8.1.6, 8.1.8, 8.1.10, 8.3, 8.9.1.6, 8.9.2.2, 8.9.6, 8.9.7.6
	Seitliche Arm-Beinaufhängung	8.10.3	146, 147, 269	Isometrie	8.3, 8.10.3.6

Krankheitsbild	Aufhängung	Kapitel	Abbildung	Therapieart	Kapitel
Periphere Paresen – obere Extremität	Armaufhängungen	7.1.3, 7.1.4	108–115	Lähmungsbehandlung	8.1
	Ganzaufhängung	8.10.1	255, 262, 264, 265	Armfunktionen	8.10.1.4
– untere Extremität	Aufhängungen Bein	7.1.1–2	97–107	Lähmungsbehandlung	8.1
	Einfaches Walking	8.10.2	267	Reziproke Gehbewegung	8.10.2
	Unterstützter Vierfüßlerstand	8.10.4	275, 278, 280	Stand-, Spielbeinphase	8.10.4
	Ganzaufhängung	8.10.1	255, 258, 260, 261	Beinfunktionen	8.10.1.3
Paraplegie siehe: Querschnittsyndrom					
M. Parkinson	Sitzaufhängung	7.2.4	126, 243, 244, 246, 247, 249, 251, 252	Rumpfmobilisation	8.9.7.2–4
	Seitliche Arm-Beinaufhängung	8.10.3	269		8.10.3.5
	Oberkörperaufhängung	7.2.2	123, 124, 237, 238		8.9.5–6

Krankheitsbild	Aufhängung	Kapitel	Abbildung	Therapieart	Kapitel
Periarthritis humeroskapularis	Armaufhängungen	7.1.3	108–115	Aktive Übungen	8.1
				Entspannung	8.7
			181, 183, 184, 187, 188	Traktion	8.5.2.1
			176, 182, 185, 186, 189, 190, 247, 249	Mobilisation	8.5.1
M. Perthes	Beinaufhängungen	7.1.1	97–104, 134–140	Aktive Übungen	8.1, 8.2
			146, 147	Isometrie	8.3.1
			191–194	Traktion	8.5.2.2
Plexuslähmungen – obere Extremität	Aufhängungen Arm	7.1.3	108–118	Lähmungsbehandlung	8.1
				Isometrie	8.3
	Seitliche Arm-Beinaufhängung	8.10.3	269, 270	Entspannung Schultergürtel	8.10.3.2
			271, 272, 274	Aktive Skapulabewegungen	8.10.3.3
				Stabilisation des Schultergürtels	8.10.3.6

Krankheitsbild	Aufhängung	Kapitel	Abbildung	Therapieart	Kapitel
– untere Extremität	Beinaufhängungen	7.1	97–119	Lähmungsbehandlung	8.1
	Seitliche Arm-Beinaufhängung	8.10.3	269	Isometrie	8.3
				Entspannung der Beckenregion	8.7
				Stabilisierung der Beckenregion	8.3.1 8.10.3.6

Polyneuropathien: siehe Paresen, Plexuslähmung, Guillain-Barré-Syndrom

Krankheitsbild	Aufhängung	Kapitel	Abbildung	Therapieart	Kapitel
Querschnitt-syndrom	Grundaufhängungen für Extremitäten und Rumpf	7.1	97–127	Lähmungsbehandlung	8.1
			155–175	Muskeldehnung	8.4
Rheumatische Arthritis (chronische Polyarthritis)	Aufhängungen Arm, Bein	7.1	97–118	Hubfreies Bewegen	8.1
			181, 183, 184, 187, 188, 198, 199, 311	Traktion	8.5.2
Rundrücken	Sitzaufhängung	7.2.4	126, 173, 174	Pektoralisdehnung	8.4.7
			246–248	Mobilisation in BWS-Streckung	8.9.7.3

Krankheitsbild	Aufhängung	Kapitel	Abbildung	Therapieart	Kapitel
Rundrücken	Oberkörperauf-hängung in Bauch-lage	7.2.2.2	241	Aktive Streckung der BWS	8.9.6
M. Scheuermann: siehe Rundrücken					
Schleuder-trauma	Kopf-Armaufhän-gung	7.2.3	125, 203	Leichte Traktionen	8.9.1.1
				Massagegriffe	8.9.1.3
				Entspannung	8.9.1.5
			210, 211	Isometrie	8.9.1.6
Skoliose	Becken-Beinauf-hängung in Bauch-lage	8.9.3	120, 230	Aktive Korrektur	8.9.3
Spondylolisthe-sis	Sitzaufhängung	7.2.4	126, 254	Rumpfstabilisierung	7.2.4.6
Weiteres siehe: Muskeldystrophie, Osteoporose, Wirbelfrakturen					
M. Sudeck	Kopf-Armaufhän-gung	7.2.3	125	Entspannung	8.9.1.5
				Massage	8.9.1.3
	Seitliche Arm-Beinaufhängung	8.10.3	269	Entspannung	8.7, 8.10.3.2
			270	Skapulamobilisation	8.10.3.1
			271, 272, 274	Aktive Skapulabewe-gungen	8.10.3.3

Krankheitsbild	Aufhängung	Kapitel	Abbildung	Therapieart	Kapitel
Wirbelfrakturen in BWS und LWS, übungsstabil	Oberkörperaufhängung in Bauchlage	7.2.2.2	124, 240, 241	Rumpfstabilisierung	8.3, 8.1.6, 8.1.8, 8.1.10
	Becken-Beinaufhängung in Bauchlage	7.2.1	120	Isometrie	8.1.6, 8.1.8, 8.1.10
	Ganzkörperaufhängung in Bauchlage	1	8	Rumpfstabilisierung	8.10.1.5
Zervikalsyndrom	Kopf-Armaufhängung	7.2.3	125, 203–206	Traktion	8.9.1.1
				Entspannung	8.7, 8.9.1.5
			210, 211	Isometrie	8.9.1.6
	Seitliche Arm-Beinaufhängung	8.10.3	269	Entspannung	8.7, 8.10.3.2
			270	Skapulamobilisation	8.10.3.1
			271, 272, 274	Aktive Skapulabewegungen	8.10.3.3
				Isometrie	8.10.3.6

14 Curriculum für den Unterricht

Hinweise für die Benutzung des Curriculums

Der gesamte Stoff kann in etwa 40 Schulstunden vermittelt werden. Für jede Unterrichtseinheit sind maximal zwei Stunden zu veranschlagen, in welcher das Grobziel erreicht sein soll. Die Grob- sowie Feinziele sind in einer sachlogischen Reihenfolge angeordnet, welche unbedingt eingehalten werden sollte, damit das Richtziel schnell erreicht wird.

Das Fundament erstreckt sich von Grobziel 1 bis 8. Hier werden die wichtigsten Grundlagen und Prinzipien abgehandelt. Die restlichen Ziele können beliebig ausgewählt und miteinander kombiniert werden – je nach der zur Verfügung stehenden Zeit.

Jedem Feinziel, das die kontrollierbare Verhaltensweise eines Schülers beschreibt, sind die wichtigsten Lerninhalte (Stoff) zugeordnet, mit welchen das Ziel erreicht werden soll.

In einer weiteren Spalte sind die nötigen Vorkenntnisse, die zur Erreichung des Feinziels notwendig sind, aufgeführt. Dieses vorausgesetzte Wissen läßt sich gut im Lehrer-Schülergespräch aktualisieren und damit vertiefen; Ergänzungen können vorgenommen werden.

Die letzte Spalte enthält Vorschläge zur Unterrichtsgestaltung, die sich bei oben angegebener Stundenzahl leicht verwirklichen lassen. Bei Zeitmangel kann auf Demonstration, Vortrag oder Gespräche zurückgegriffen werden.

Manche Ziele, die sich mit denen anderer Fachbereiche decken, kann man bei Zeitmangel den entsprechenden Kollegen überlassen. Eine nochmalige Verfolgung dieser Ziele ist aber der Vertiefung des Wissens wegen von Vorteil (Ziele Nr. 4.1, 5.1, 6.3, 7.1, 8.2, 9.3, 11.1).

Das Grobziel Nr. 1 ist von besonderer Bedeutung, weil man damit den Schülern den Zugang zu dieser Therapieform öffnet und sie von Anfang an erfahren, worum es gehen wird. Schüler lernen leichter, wenn ein neues Lerngebiet gut vorstrukturiert wird (vgl. *Gage/Berliner,* 1986, S. 348).

Richtziel:

»Der Schüler soll in der Lage sein, jedes für die Schlingentischtherapie geeignete Krankheitsbild optimal und ohne fremde Hilfe unter möglichst geringem Zeitaufwand für die Aufhängung zu behandeln.«

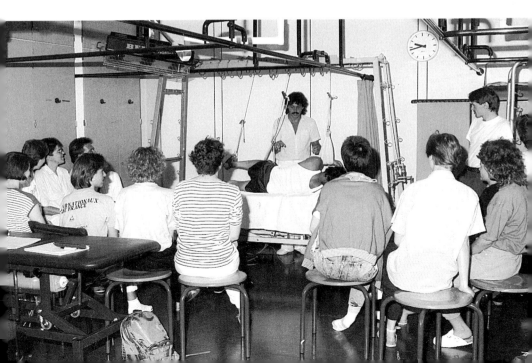

Unterrichtsfach: Schlingentischtherapie

Unterrichtseinheit: **Einführung in die Schlingentischtherapie**

Groblernziel: Der Schüler soll einen groben Einblick in die therapeutischen Möglichkeiten der Schlingentischtherapie gewinnen, damit

1   er weiß, worum es bei dieser Therapieform gehen wird.

Teillernziele	Lerninhalte	Lernvoraussetzungen	Unterrichtsverfahren
1.1 Der Schüler soll verbal am Ende der Stunde beschreiben können, was man alles im Schlingentisch machen kann	● Bewegungen erleichtern ● Entspannung ● Muskeldehnung ● Mobilisieren ● Kräftigung ● Fixieren ● Lagern ● Traktionen	keine	Vorführung der verschiedenen Möglichkeiten an einem Schüler, an einem Patienten oder über Video/Dias/Fotos
1.2 Der Schüler soll die Vorzüge der Schlingentischtherapie ansatzweise erkennen und wiedergeben können	● Schwerelosigkeit ● Bewegungserleichterung } für den Patienten ● Gefühl der Sicherheit ● Zeitersparnis ● Kraftersparnis } für den Therapeuten ● Freiheit der Hände		Bei obiger Demonstration zeigt der Lehrer ebenfalls die Behandlung ohne Schlingentisch, um den Schülern den Kontrast deutlich aufzuzeigen
1.3 Der Schüler soll einmal an seinem eigenen Körper die Schwerelosigkeit erfahren	● Aufhängung eines Beins in Rückenlage		Lehrer zeigt als Beispiel die Beinaufhängung in Rückenlage Die Schüler führen an ihrem Partner die Aufhängung durch Der eine Partner hält die Schlingen mit dem AP über der Hüfte

Vorschläge zur Unterrichtsgestaltung

Lernziel Nr.1

– Verteilen Sie als Einstieg Photos von Behandlungen im Schlingentisch. Die Schüler sollen beschreiben, was sie erkennen können und wozu man dafür gerade den Schlingentisch braucht. Die Schüler lernen hierbei im Überblick die wichtigsten therapeutischen Tätigkeiten eines Krankengymnasten bei Anwendung des Schlingentisches kennen.

– Demonstrieren Sie an einem Schüler oder an einem Patienten kurz die verschiedenen Behandlungsmöglichkeiten im Schlingentisch, damit die Schüler eine Vorstellung von dieser ihnen noch fremden Materie bekommen. Die Schüler lernen leichter, wenn Sie ihnen den Lerngegenstand grob umreißen und die Hauptaspekte herausstellen.

– Weisen Sie während der Demonstration auf die wichtigsten Faktoren: Zeitersparnis – Kräfteersparnis – Bewegungserleichterung hin (diese können Sie aber auch erarbeiten lassen).

– Verdeutlichen Sie diese Vorteile, indem Sie als Kontrast die gleiche Behandlung ohne Schlingentisch vorführen. Besonders gut eignen sich folgende Situationen:

  ● Dehnung der ischiokruralen Muskulatur mit der weitverbreiteten »Schultermethode«, bei der das Bein des Patienten auf die Schulter des Therapeuten gelegt wird. Das Knie wird mit den Händen des Therapeuten in der Streckung fixiert. Zum Ermüden der Ischiokruralen drückt der Patient das Bein auf die Schulter. Bei kräftigen Patienten wird es für die Schulter einer Therapeutin nicht gerade angenehm. Als Kontrast dazu Aufhängung Abb. 111.

  ● Entspannung im Schulter-Nackenbereich einmal mit der Kopfaufhängung und einmal ohne Schlingen, wobei der Therapeut den überhängenden Kopf in die Hände nimmt.

  ● Herstellen einer schmerzfreien Lagerung für einen Patienten mit Bandscheibenschaden, einmal mit Kissen und einmal mit der Becken-Beinaufhängung. Sie können sich ruhig für diese Demonstration eine etwas ausgefallene schmerzfreie Position ausdenken, um den Unterschied zu verdeutlichen.

  ● Manuelle Therapie am Hüftgelenk. Das Bein muß während der verschiedenen Techniken dauernd gehalten werden (Abb. 121 bis 124).

Unterrichtsfach: Schlingentischtherapie

Unterrichtseinheit: **Aufbau und Zubehör des Schlingentisches**

Groblernziel: Der Schüler soll den Aufbau eines Standardschlingentisches kennen und die Funktion seiner Teile benennen; er soll das
2 Standardzubehör kennen und damit richtig umgehen können.

Teillernziele	Lerninhalte	Lernvoraussetzungen	Unterrichtsverfahren
2.1 Der Schüler soll den Aufbau und die Funktion der Gerätekonstruktion beschreiben können	● Beschreibung der einzelnen Verstrebungen ● Breite Basis wegen der Stabilität ● Funktion der Ösen als Aufhängepunkt und Fixierungsmöglichkeit		● Beschreibung durch den Lehrer ● Durch Schüler beschreiben lassen
2.2 Der Schüler soll die einzelnen Schlingen richtig benennen und richtig anlegen können	● Arm-, Bein-, Fuß-, Hand-, Kopf-, Becken-, Oberkörperschlinge ● Fixationsgurt ● Arm/Beinschlinge werden am Ellenbogen bzw. am Ellenbogen bzw. Oberarm oder Kniegelenk bzw. Oberschenkel angelegt ● Kopfschlinge von hinten am Kopf, Beckenschlinge von vorne, hinten, oder seitlich am Becken ● Oberkörperschlinge von vorne oder hinten am Brustkorb. Der untere Rand der Brustkorbschlinge sollte etwa bis zum Bauchnabel gehen.	keine	Demonstration der Anlage an sich oder am Schüler

Teillernziele	Lerninhalte	Lernvoraussetzungen	Unterrichtsverfahren
2.3 Der Schüler soll die Funktion eines einfachen Zuges und eines Rollenzuges kennen und damit richtig umgehen können	● Hochziehen und Ablassen des Patienten ● Fixieren eines Körperteils am Rahmengestell ● Flaschenzug bringt Krafterparnis ● Fixierung der Zuglänge durch Verkanten des Hölzchens		Demonstration
2.4 Der Schüler soll mit Hilfe eines Schlingknotens die Züge in jeder beliebigen Länge unter Belastung einstellen können	Durchführung wie ein normaler Knoten, es wird jedoch ein Ende als Schlaufe herausgeführt. Dadurch kann man durch Zug an dem freien Ende den Knoten sofort lösen	keine	Demonstration des Knotens und der Verlängerung/Verkürzung eines Zuges Partnerarbeit: ein Schüler zieht am unteren Ende, um das Gewicht des Patienten zu simulieren, der andere verlängert und verkürzt den Zug und übt dabei den Schlingknoten
2.5 Der Schüler soll die Anwendungsmöglichkeiten des Kopfbügels kennen	● Reduzierung von zwei Zügen auf einen ● Vermeidung einer Kompression bei der Anlage von Schlingen ● Mobilisierung einer Aufhängung		Schüler sollen mit dem Material experimentieren und die Anwendungsmöglichkeiten herausarbeiten (bei Zeitmangel: Demonstration)

Vorschläge zur Unterrichtsgestaltung

Lernziel Nr. 2

– Die Schüler sollen in der ersten Stunde die Gerätekonstruktion des Schlingentisches betrachten und beschreiben. Um die Beobachtung noch zu schärfen, können Sie ein zweites Schlingentischmodell entweder gegenständlich, wenn vorhanden, oder anhand von Bildern darbieten und Unterschiede beschreiben lassen.

– Führen Sie die »Schlingenkollektion« vor, indem Sie die Anlage der Schlingen an sich selbst demonstrieren. Besonders auflockernd wirkt die Anlage der Oberkörperschlinge vorne und hinten (die Ähnlichkeit mit einer Modevorführung ist nicht ganz abzustreiten) und die Anlage der Kopfschlinge von vorne (wenn der Patient in Bauchlage aufgehängt werden sollte).

– Lassen Sie den Schlingknoten in beiden Variationen in Partnerform üben. Ein Partner zieht am unteren Ende, um das Gewicht des Patienten zu simulieren, der andere muß den Zug verlängern und verkürzen und dabei immer wieder einen neuen Knoten machen. Es ist wichtig, daß die Schüler gleich die Längenregulierung mit Knoten auf- und zumachen *unter Belastung* üben.
Sind nicht genug Aufhängemöglichkeiten für alle Schüler vorhanden, muß in Dreiergruppen geübt werden: der dritte Schüler hält die Züge in der Hand und simuliert den AP.
Achten Sie darauf, daß der Knoten direkt am Holzklotz geknüpft wird. Wird er zu weit entfernt vom Holzklotz angesetzt, verschenkt man Hubweite.

– Die Schüler sollen überlegen, was günstiger ist: den Zug nach oben oder nach unten ziehen, wenn der Patient hochgezogen werden soll. Warum?

– Überlegung: Was kann passieren, wenn die Züge mit unterschiedlicher Zugrichtung aufgehängt werden?

– Partnerweise können die Schüler das Anlegen der langen Fuß- bzw. Handschlinge üben: mit Betonung jeweils der Supination oder Pronation.

Unterrichtseinheit: **Gesetzmäßigkeiten bei der Wahl des Aufhängepunktes (AP)**

Groblernziel: Der Schüler soll erkennen, wie sich die Lage des Aufhängepunktes im Verhältnis zum Körper auf die Bewegung und auf die

3 Kräfteverhältnisse im bewegten Gelenk auswirkt.

Teillernziele	Lerninhalte	Lernvoraussetzungen	Unterrichtsverfahren
3.1 Der Schüler soll den Unterschied zwischen einem und mehreren AP kennen	• Mehrere AP schränken die Beweglichkeit ein • Bewegungsebene ist horizontal	• Bezeichnungen der Körperrichtungen: kaudal-kranial dorsal-ventral lateral-medial proxima-distal	• Gilt für alle Teilziele: Die Schüler sollen in Kleingruppen oder Partnerarbeit die Auswirkungen der AP-Wahl im Hinblick auf – Bewegungsebene
3.2 Der Schüler soll die Auswirkungen beschreiben können, wenn der AP senkrecht über dem zu bewegenden Gelenk liegt	• Hin- und Rückweg gleichermaßen erleichtert • Der Druck auf das Gelenk ist um so größer, je tiefer der AP und je schwerer und länger die aufgehängte Extremität ist • Kein Einfluß der Schwerkraft	• Bewegungsebenen und -achsen • Kräfteparallelogramm	– Bewegungserleichterung/-erschwernis – Druckverhältnisse im Gelenk durch Erproben an sich selbst herausfinden und in Gesetzmäßigkeiten formulieren.
3.3 Der Schüler soll die Gesetzmäßigkeiten erkennen, wenn der AP proximal oder distal von dem zu bewegenden Gelenk liegt	• Je proximaler der AP, desto mehr Druck entsteht auf das Gelenk • …desto leichter der Hinweg, desto schwerer der Rückweg • …desto mehr ist die Bewegungsebene nach oben gekrümmt Für distal gilt das oben gesagte in umgekehrter Weise!		Als Hilfe kann man die Zeichnungen (Abb. 73 bis 95) auf eine Overheadfolie zeichnen und den Schülern zur Verdeutlichung präsentieren. • Problemlöseaufgabe s. S. 258
3.4 Der Schüler soll beschreiben, was passiert, wenn der AP in die gewünschte Bewegungsrichtung gelegt wird und umgekehrt	• Die gewünschte Bewegung wird erleichtert, der Rückweg erschwert. • Bewegungsebene weicht nach unten in die Vertikale im Sinne einer schrägen Ebene aus.		

Unterrichtsfach: Schlingentischtherapie

Unterrichtseinheit: ⎫
⎬ siehe Groblernziel Nr. 3
Groblernziel: ⎭

3

Teillernziele	Lerninhalte	Lernvoraussetzungen	Unterrichtsverfahren
3.5 Der Schüler soll eine divergierende Mehrpunktaufhängung richtig herstellen können und wissen, wozu man sie anwendet	● Zwei Züge werden in entgegengesetzter Richtung verspannt. Je größer ihr Winkel, desto größer ist die Stabilität ● Fixation eines Körperteils	keine	

Vorschläge zur Unterrichtsgestaltung

Lernziel Nr. 3

- Lassen Sie in einer Gruppenarbeit (max. vier Gruppen) die unterschiedlichen Auswirkungen der AP-Wahl erarbeiten. Die Schüler sollen an folgenden konkreten Punkten die Auswirkungen beobachten und spüren: Druck – Zug am Gelenk / Bewegungsebene / Bewegungserleichterung/-erschwernis, differenziert im Hinblick auf Hin- und Rückweg.

- Die Schüler sollen nach dieser Phase der Gruppenarbeit in Partnerform die Gesetzmäßigkeiten möglichst exakt formulieren (Einüben der exakten fachlichen Ausdrucksweise). Als Hilfe können Sie die Zeichnungen auf Seite 61 zur Vorlage benutzen. Sie können diese direkt auf Klarsichtfolie übertragen oder als Vorlage für Kopien benutzen.

- Wenn Zeit fehlt, können Sie die Erarbeitung in Gruppen sparen und die Gesetzmäßigkeiten direkt an einem Schüler demonstrieren. Jeder Schüler sollte aber dennoch die unterschiedlichen Auswirkungen an sich selbst einmal erlebt haben.

- Einen eindrucksvollen Beweis für die Druckwirkung liefert die flache Becken-Beinaufhängung (Abb. 119 und 120): Hält sich der Patient nicht an der Bank fest, ziehen ihn die Schlingen nach kranial, wenn der AP etwa in Höhe des Bauchnabels liegt. Wird der AP noch mehr nach kranial gelegt, verstärkt dies die Wirkung.

- Sie können auch die Gesetzmäßigkeiten auf originelle Art und Weise verdeutlichen: Legen Sie das Skelett auf die Bank und hängen Sie das Bein mit Schlingen auf.
  Halten Sie die Schlingen mit den Zügen mit einer Hand fest und bilden damit den AP. Sie können dadurch den AP schnell verändern.
  Diese Methode erhöht durch einen ungewöhnlichen Reiz (Skelett im Liegen, mit Schlingen versehen) den Aufmerksamkeitsgrad.

- Verdeutlichen Sie die Gesetzmäßigkeiten mit einem aus Pappe geschnittenem Dreieck nach Abb. 321.

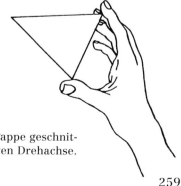

Abb. 321: Das Dreieckmodell aus Pappe geschnitten zur Verdeutlichung der effektiven Drehachse.

Unterrichtsfach: Schlingentischtherapie

Unterrichtseinheit: **Standardaufhängungen für Bewegungen ohne Schwerkraft und Reibung**

Groblernziel: Der Schüler soll in der Lage sein, einem Patienten Extremitäten- und Rumpfbewegungen ohne Schwerkraft und Reibung
4   zu ermöglichen und wissen, wozu man diese Aufhängungen benötigt.

Teillernziele	Lerninhalte	Lernvoraussetzungen	Unterrichtsverfahren
4.1 Der Schüler soll für jede Bewegung ohne Eigenschwere die richtige Ausgangsposition bestimmen und dazu den AP lotgerecht wählen können	● Ausgangsposition für Bewegungen in der – Sagittalebene: Seitenlage – Frontalebene: Rückenlage – Horizontalebene: Sitz ● Lot über dem Drehpunkt des Gelenkes fällen und dort die Züge aufhängen ● Lot zur Kontrolle hängen lassen	● Kenntnis aller Therapiepositionen ● Kenntnis aller Schlingen und deren Anwendung ● Achsen und Ebenen des Körpers ● Gelenkmechanik ● Anatomie der Gelenke ● Gesetzmäßigkeiten bei der Wahl der Aufhängepunkte: Lernziel Nr. 3.2	● Demonstration am Beispiel der Ab- und Adduktion in der Schulter Für die restlichen Bewegungen: ● Erarbeitung der richtigen Ausgangslage in Partnerarbeit (Transferleistung) Im Plenum sollen dann die Gruppen ihre Bewegungskombinationen vorführen
4.2 Der Schüler soll alle Anwendungsmöglichkeiten dieser Aufhängungsart aufzählen können	● Kräftigung von gelähmten Muskeln ● Gelenkmobilisationen ● Entspannungsmaßnahmen ● Exakte Muskelstatusbestimmung ● Mobile Traktionen	● Kenntnis der Muskelstatuswerte sowie deren Bestimmung ● Grobe Kenntnis des Krankheitsbildes einer Lähmung Gesetzmäßigkeiten der AP-Wahl	● Lehrervortrag ● Aktualisierung der Vorkenntnisse im Gespräch
4.3 Der Schüler soll bei dieser Aufhängungsart den Unterschied zwischen langem und kurzem Hebelarm beschreiben können	● Langer Hebelarm = Extremität gestreckt: besseres Schwungholen beim Pendeln Placing erschwert ● Kurzer Hebelarm = gebeugte Extremität: umgekehrt	Physik: Hebelgesetze	Lehrervortrag

Teillernziele	Lerninhalte	Lernvoraussetzungen	Unterrichtsverfahren

4.4 Der Schüler soll dem Patienten folgende Bewegungen ohne Schwerkrafteinfluß im Schlingentisch ermöglichen können:
 	
Schultergelenk:
– Ab- und Adduktion
– Flexion und Extension
– Innen- und Außenrotation
 	
Hüftgelenk:
wie bei Schultergelenk
Kniegelenk und Ellenbogengelenk:
– Flexion und Extension
	● Hüftab-/adduktion in Rückenlage
	   Knie in leichter Flexion, das Bein nur soweit anheben, daß es nicht auf der Unterlage schleift
	● Hüftrotation in Rückenlage
	   Die Schlinge am Unterschenkel muß stramm angezogen werden, damit das Knie über dem Hüftgelenk bleibt (achsengerechte Bewegung)
	● Hüftflexion/-extension in Seitenlage
	   Fuß, Knie und Hüfte müssen auf einer Ebene liegen
	● Mit langem Hebelarm (gestrecktes Knie) ist endgradige Flexion erschwert, da ischiokrurale Muskulatur gedehnt wird, mit kurzem Hebelarm (gebeugtes Knie) ist die endgradige Extension wegen Dehnung des Rektus femoris erschwert
	● Für Schultergelenk gilt oben gesagtes in analoger Weise
		● Gesetzmäßigkeiten bei der Wahl des AP
		● Umgang mit dem Schlingenbesteck
		
		● Lernziel Nr. 4.1 und dessen Voraussetzungen
		● Kenntnis von Ausweichbewegungen
			siehe Zeile 4.1 bis 4.3

Unterrichtsfach: Schlingentischtherapie

Unterrichtseinheit: siehe Groblernziel Nr. 4

Groblernziel:

4

Teillernziele	Lerninhalte	Lernvoraussetzungen	Unterrichtsverfahren
Fortsetzung von Lernziel 4.4 Lateralflexion in der LWS	● Flache Becken-Beinaufhängung, Oberkörper muß bis zum Becken unterlagert sein, damit ohne Reibung bewegt werden kann. Es genügt, wenn der AP etwa über der Symphyse liegt. Ideal: über Bauchnabel, Mitte LWS	siehe 4.4	siehe 4.4
Lateralflexion in der BWS	● Oberkörperaufhängung in Rücken- oder Bauchlage, Oberkörper muß ohne Reibung schwingen können – Beine bis Becken unterlagern oder Bankteil absenken		
Flexion/Extension in der LWS und unteren BWS	● siehe Hinweise zur flachen Becken-Beinaufhängung (S. 70) ● Mit langem Hebelarm ist Flexion erschwert, mit kurzem die Extension		
Lateralflexion in der HWS	● Kopfaufhängung, AP über Mund/Nase für Betonung der oberen HWS, kurz unterhalb des Kehlkopfes für die untere HWS		

Vorschläge zur Unterrichtsgestaltung

Lernziel Nr. 4

Zum besseren Einblick in unsere Arbeit empfiehlt es sich, den Schülern noch einmal die spezifischen Tätigkeiten eines Krankengymnasten im Überblick darzulegen. Der Stellenwert des Schlingentisches hierbei und derjenige der anderen Therapieformen sollte hier deutlich aufgezeigt werden.

Neben den in Kapitel 6 und 7 aufgeführten Tätigkeiten und Therapieformen sollten dem Schüler noch zwei weitere wichtige Aspekte unserer Arbeit vermittelt werden:

● die Sensibilität des Krankengymnasten bezüglich des
  – Sehens (Erkennen von Ausweichbewegungen, Ermüdung, anatomische Strukturen, Schmerzreaktionen etc.),
  – Fühlens (Tasten von Veränderungen im Muskeltonus, Endgefühl bei Bewegungseinschränkungen etc).

● die Kommunikationsfähigkeit
  – richtiges Anleiten und Korrigieren des Patienten,
  – exakte Kommandoformulierungen.

Teilen Sie je nach Semestergröße die Schüler in Zweier- oder Dreiergruppen ein. Jede Gruppe bekommt eine Bewegungskombination zugeteilt, für die sie die entsprechende Aufhängung erarbeiten soll. Ich empfehle den Schülern, *nach dem »Strategieplan« auf Seite 76 vorzugehen.* Selbst schwierige Bewegungen wie z. B. die Rotation im Hüftgelenk werden von den Schülern sehr schnell richtig durchgeführt. Auf diese Weise kann manchmal eine ganze Unterrichtsstunde gewonnen werden.

● Geben Sie den Schülern als Training eine »unlösbare« Aufgabe: In Seitenlage soll das oben liegende Bein die Spielbeinphase des Gehens durchführen, wobei aber in Hüft- und Kniegelenk *gleichzeitig horizontal* bewegt werden soll, also zwei axiale Aufhängungen gleichzeitig. Dieses Problem ist ohne Dekompressionsstab nicht lösbar, da der AP über dem Knie immer mitwandern muß. Diese Aufgabe hat einen pädagogischen Wert: Die Schüler müssen intensiv über die Gesetzmäßigkeiten nachdenken, da es um eine Problemlösestrategie geht.

Unterrichtsfach: Schlingentischtherapie

Unterrichtseinheit: **Fixation im Schlingentisch**

Groblernziel: Der Schüler soll im Schlingentisch richtig fixieren können.

5

Teillernziele	Lerninhalte	Lernvoraussetzungen	Unterrichtsverfahren
5.1 Der Schüler soll wissen, wofür Fixationen im Schlingentisch benötigt werden	● Verhinderung von Ausweichbewegungen ● Herstellung einer stabilen Lagerung	● Kenntnis von allen Ausweichbewegungen ● Divergierende Mehrpunktaufhängung	● Wiederholung von Lernziel 4.4

5.2 Der Schüler soll alle Fixationsarten kennen und sie richtig durchführen können	Passive Möglichkeiten:
	● Fixation mit Schlingen
	● Fixation mit Gurten
	● Fixation mit Bananengurt, Pins oder Bodyfixateur
	● Fixation durch divergierende Mehrpunktaufhängung
	● Fixation durch Therapeutenhand
	● Hilfsmittel zur Fixation:
	  – 3-D-Stab
	  – Multifixateur
	  – Metallgestänge einer Behandlungsbank
	  – Querverspannte Seilzüge
	Aktive Möglichkeiten:
	● Aktive Widerlagerung
	● Ausführung von Gegenbewegungen
	● Gleiche Bewegung auf der anderen Seite ausführen lassen
		● Kenntnisse über die diversen Zubehörteile
		● Grundlagen der Funktionellen Bewegungslehre
			● Teils Demonstration, teils Erarbeiten in Gruppen

Vorschläge zur Unterrichtsgestaltung

Lernziel Nr. 5

Da eine gute Fixation unter anderem auch eine wichtige Voraussetzung für eine exakte Therapie ist, sollte dieses Thema eingehend behandelt werden. Machen Sie den Schülern klar, daß die aktive Fixation durch den Patienten immer den passiven Maßnahmen vorzuziehen ist, da sie für ihn wertvoller ist. Weisen Sie aber auch auf die Fälle hin, wo passive Maßnahmen nicht zu umgehen sind (Lähmungen, Traktionen).

Als Demonstrationsbeispiel eignet sich gut die Abduktion im Schultergelenk in Rückenlage:

Passive Fixationsmöglichkeiten:

— Eine Schlinge, der Bodyfixateur oder die Hand des Therapeuten fixiert die Schulter in der Depression.

Aktive Fixationsmöglichkeiten:

— Der Patient drückt während der Abduktion die Schulter aktiv in die Depression,

— abduziert gleichzeitig den anderen Arm, um die Lateralflexion in der Wirbelsäule zu vermeiden oder

— drückt die Schulter in Depression, während der Arm in Abduktion fixiert ist.

Zum Transfer auf andere Bewegungen eignet sich besonders die Hüftextension in Seitenlage. Hier sind viele Ausweichbewegungen möglich.

Weisen Sie auf eine wichtige Tatsache hin:

Erst wenn ich weiß, in welche Richtung eine Ausweichbewegung geht, kann ich die geeignete Gegenmaßnahme treffen. Die Fixation muß immer genau 180 Grad entgegengesetzt der Ausweichbewegung erfolgen, sonst ist sie nicht wirkungsvoll. Ein Zug, wenn er fixieren soll, muß immer 90 Grad zum fixierten Körperteil stehen.

Unterrichtsfach: Schlingentischtherapie

Unterrichtseinheit: **Fehlerquellen bei Aufhängungen**

Groblernziel: Der Schüler soll fehlerhafte Aufhängungen erkennen und sie richtig korrigieren können.

6

Teillernziele	Lerninhalte	Lernvoraussetzungen	Unterrichtsverfahren
6.1 Der Schüler soll beschreiben können, worauf er bei der Kontrolle einer Aufhängung zu achten hat	● AP lotrecht über Gelenk oder der Wirbelsäule? ● AP therapiegerecht gewählt? ● Reihenfolge der Züge am AP richtig? ● Sind die Schlingen richtig plaziert und engen sie nicht ein? ● Zugrichtung einheitlich? ● Fixationszüge rechtwinklig zur Extremität? ● Sind Ausweichbewegungen möglich? ● Befindet sich bei axialen Aufhängungen die Extremität in der physiologischen Ruhestellung oder die Wirbelsäule in der Symmetrie? ● Überkreuzen sich Züge?	● Bewegungsachsen und -ebenen ● Anatomische Kenntnisse von Wirbelsäule und proximalen Gelenken in vivo	● Demonstrieren Sie anhand von fehlerhaften Aufhängungen die einzelnen Fehlerquellen ● Die Schüler produzieren sich gruppenweise gegenseitig fehlerhafte Aufhängungen
6.2 Der Schüler soll Ursachen für eine asymmetrische Aufhängung aufzählen können	● Ursachen in der Aufhängung: – AP nicht lotrecht – Züge überkreuzen sich ● Ursachen am Patienten: – Muskeldysbalancen oder Verspannungen – mangelnde Entspannungsfähigkeit – Wirbelblockaden – Kontrakturen – Gelenkfehlstellungen	● Grundlegende Gesetzmäßigkeiten der AP-Wahl	● Beschreibung, Vortrag

Unterrichtseinheit: ⎫
⎬ siehe Groblernziel Nr. 6
Groblernziel: ⎭

6

Teillernziele	Lerninhalte	Lernvoraussetzungen	Unterrichtsverfahren
6.3 Der Schüler soll eine asymmetrische Aufhängung richtig korrigieren können	● Kontrolle mit Lot, Korrektur des AP ● Umhängen der Züge ● Entspannungs- und Dekontraktionstechniken anwenden	● Entspannungs- und Dekontraktionstechniken am Muskel ● Mobilisationstechniken	● Wiederholung der einzelnen Mobilisations- und Entspannungstechniken oder Demonstration und praktisches Üben dieser Techniken

Unterrichtsfach: Schlingentischtherapie

Unterrichtseinheit: **Federn, Expander und Gewichte**

Groblernziel: Der Schüler soll Expander, Federn und Gewichte differenziert in der Therapie einsetzen können.

7

Teillernziele	Lerninhalte	Lernvoraussetzungen	Unterrichtsverfahren
7.1 Der Schüler soll die Funktionen und Anwendungsbereiche von Federn, Expandern und Gewichten beschreiben können	● Sie ersetzen ganz oder teilweise die Kraft des Therapeuten und werden eingesetzt für: Kräftigung, Traktion, Dehnung, Entspannung	keine	● Demonstration
7.2 Der Schüler soll die Funktion von Rollen kennen und sie richtig anwenden können	● Kraftumlenkung von Expander, Federn und Gewichten ● Lasthalbierung oder Lastverdopplung ● Reibungsfreie Rotation von Wirbelsäule und Extremitäten ● Reziproke Extremitätenbewegungen	● Flaschenzugprinzip	● Demonstration, als Anregung siehe Abbildungen 44 bis 49
7.3 Der Schüler soll eine Serien- und Parallelschaltung von Expander/Feder und einem Seilzug richtig herstellen können und wissen, wozu sie verwendet werden	● Serienschaltung zur Verkürzung oder Verlängerung eines Expanders oder einer Feder ● Parallelschaltung zur Begrenzung einer Bewegung und zum Schutz einer Feder	keine	● Demonstration
7.4 Der Schüler soll alle Grundschaltungen einer Rollenmontage kennen und damit die wichtigsten Muskelgruppen des Körpers im Sinne der Medizinischen Trainingstherapie auftrainieren können	● Einfache Rollenmontage ● Horizontale Doppelrollenmontage ● Vertikale Doppelrollenmontage ● Dreieckrollenmontage ● Kombinationen der einzelnen Montageformen	● Kenntnisse über die Funktion der einzelnen Muskeln ● Hebelgesetze und Berechnung des Drehmoments ● Anpassung des Ansatzwinkels der Kraft an die Leistungskurve des Muskels ● Prinzipien der Medizinischen Trainingstherapie	● Demonstration der Grundschaltungen an charakteristischen Beispielen und Transferleistung in Partnerarbeit auf andere Anwendungen

Unterrichtseinheit: ⎱ siehe Groblernziel Nr. 7
Groblernziel: ⎰

7

Teillernziele	Lerninhalte	Lernvoraussetzungen	Unterrichtsverfahren
7.5 Der Schüler soll alle Unterschiede zwischen Federn, Expandern und Gewichten beschreiben können	● Bei Federn und Expandern wird die Spannung mit zunehmender Länge größer, bei Gewichten bleibt sie konstant ● Hubweite ist bei Gewichten größer, mit ihnen kann man die Kraft besser dosieren und messen	● Lernziel 7.1	● Partnerarbeit oder Demonstration
7.6 Der Schüler soll Expander, Federn und Gewichte angepaßt an die Therapieart einsetzen können	● Zur Kräftigung: Gewichte ● Zur Traktion: Gewichte oder Expander ● Zur Entspannung: Federn	● Lernziel 7.5	● In Gruppen- oder Partnerarbeit die Anwendung herausarbeiten lassen

Vorschläge zur Unterrichtsgestaltung

Lernziel Nr. 7

– Demonstrieren Sie das Kraftverhalten von Federn und Expandern mit einer Federwaage. Als »wissenschaftliche Arbeit« können die Schüler auch eine Kraftkurve erstellen: Gemessen wird die Ausdehnung der Feder/des Expanders bei unterschiedlicher Gewichtsbelastung.

– Das Elastizitätsverhalten können Sie eindrucksvoll mit folgendem Experiment verdeutlichen:
Ein Expander und eine Feder gleicher Stärke werden gleichzeitig mit dem gleichen Gewicht (etwa 1–2 kg) in Schwingungen versetzt. Während der Expander nach etwa 10 Schwingungen wieder im Ruhezustand ist, schwingt die Feder noch uneingeschränkt weiter.

– Zur Demonstration der Krafthalbierung und Kraftverdoppelung empfehle ich Ihnen, die Abbildungen 44 f–g, 45 a–c und 46 nachzukonstruieren. Lassen Sie die Schüler selbst mit den Rollen experimentieren. Nur dadurch wird diesen das Prinzip klar und – es macht ihnen Spaß.

– Die Bedeutung der Hubweite läßt sich gut an einer Arm-PNF-Diagonale demonstrieren: Flexion, Abduktion und Außenrotation mit Rumpfrotation zur gleichen Seite. Diese enorme Hubweite läßt sich nicht mit einer Feder oder einem Expander endgradig bewältigen, da deren Widerstand progressiv ist. Das Gesetz der Wegverdopplung bei Lasthalbierung ist dem Therapeuten hierbei von Nutzen.

Unterrichtseinheit: **Kräftigung von gelähmter, dystrophischer und geschwächter Muskulatur**

Groblernziel: Der Schüler soll unter Anwendung der Standardaufhängungen, angepaßt an den Schädigungsgrad, schwache Muskeln
optimal auftrainieren können.

8

Teillernziele	Lerninhalte	Lernvoraussetzungen	Unterrichtsverfahren
8.1 Der Schüler soll alle aktiven Kräftigungsmöglichkeiten für gelähmte und dystrophische Muskulatur kennen und sie mit dem richtigen Kommando am Patienten anwenden können	– Pendeln – Pendeln mit Zielangabe – Placing – Exzentrische Nullpunktnäherung – Haltewiderstand (angepaßt) – Bewegen gegen Führungs- oder angepaßte manuelle Widerstände – Ausnutzung der automatischen Reaktion (reziproke Innervation wie z. B. das Reboundphänomen) – Rhythmische Stabilisation – Bewegen gegen gedachten Widerstand Kommando: ● Pendeln mit Zielangabe: »Bitte kommen Sie hier an meine Hand« ● Placing: »Bleiben Sie hier« ● Exzentrische Arbeit: »Bitte gehen Sie langsam in die Ausgangsstellung zurück« ● Haltewiderstand: »Lassen Sie sich nicht wegdrücken« ● Pendeln: »Schwingen Sie bitte hin und her«	● Groblernziel Nr. 3 ● Muskelmechanik ● Muskelstatus ● Grobe Einsicht in das Krankheitsbild von Lähmungen und Muskeldystrophien ● Kenntnis der Ausweichbewegungen und deren Ausschaltung	● Demonstration ● Vorführung eines Patienten oder über Video ● Da die Schüler bekanntlich Schwierigkeiten haben, exzentrische Arbeit zu erkennen und in die Praxis umzusetzen, sollte dies auch an möglichst vielen Muskeln und Funktionen ohne Schlingentisch geübt werden.

Unterrichtsfach: Schlingentischtherapie

Unterrichtseinheit: ⎫
⎬ siehe Groblernziel Nr. 8
Groblernziel: ⎭

8

Teillernziele	Lerninhalte	Lernvoraussetzungen	Unterrichtsverfahren
8.2 Der Schüler soll mit Hilfe von Gewichten geschwächte Muskulatur physiologisch auftrainieren können	● s. Lernziel Nr. 7	● s. Lernziel Nr. 7	

Vorschläge zur Unterrichtsgestaltung

Lernziel Nr. 8

Lassen Sie die Schüler nach der Demonstration die gezeigten Techniken partnerweise kurz praktisch üben. Für die meisten Techniken benötigt man dabei keinen Schlingentisch.

Gibt es nicht genug Aufhängemöglichkeiten für die Schüler, können Sie Dreiergruppen bilden lassen, wobei ein Schüler immer den Aufhängepunkt imitiert, indem er die Züge in der Hand hält.

Haben Sie in den Unterrichtsräumen Gardinenstangen für Vorhänge, die die einzelnen Kabinen voneinander trennen, lassen sich die Züge sehr gut an ihnen befestigen. Alle Grundaufhängungen aus Kap. 7.1 lassen sich damit verwirklichen.

Die exzentrische Muskelarbeit macht den Schülern erfahrungsgemäß sehr viel Schwierigkeiten. Diese sollten Sie mit den Schülern besonders gut einüben, auch wenn es bereits ein Kollege von Ihnen getan hat. Exzentrische Muskelarbeit hat in unseren täglichen Bewegungen einen sehr großen Anteil und wird in unserer Therapie meiner Meinung nach zu wenig berücksichtigt.

Verteilen Sie auf je ein Schülerpaar eine Funktion, die es exzentrisch mit dem richtigen Kommando und der richtigen Widerstandsgebung üben und anschließend im Plenum vorführen soll.

Als Hilfe für die Durchführung haben sich folgende Kernsätze bewährt:
»Der Widerstand bleibt wie bei der konzentrischen Funktion«.

»Der Therapeut zieht den Patienten gegen dessen langsam nachgebenden Widerstand in die entgegengesetzte Funktion, die geübt werden soll.«

Beispiel: Exzentrische Arbeit für eine Beugefunktion. Widerstand wird wie für die Beugung gegeben, der Therapeut zieht den Patienten aus der Beugung in die entgegengesetzte Funktion, nämlich die Streckung.

Der Lehrer kann auch einige Bewegungen vormachen, wobei die Schüler angeben sollen, ob es sich um eine konzentrische oder exzentrische Funktion handelt:

- sich hinsetzen
- aufstehen
- sich bücken

- Treppe hinuntergehen
- ein Glas vom Tisch zum Mund heben und wieder absetzen

Unterrichtsfach: Schlingentischtherapie

Unterrichtseinheit: **Kontrakturbehandlung im Schlingentisch**

Groblernziel: Der Schüler soll im Schlingentisch eine muskuläre sowie eine kapsuläre Kontraktur behandeln können.

9

Teillernziele	Lerninhalte	Lernvoraussetzungen	Unterrichtsverfahren
9.1 Der Schüler soll die Prinzipien der Behandlung einer muskulären Kontraktur auf den Schlingentisch anwenden können	● Ermüden der Antagonisten ● Postisometrische Relaxation ● Passives Weiterdehnen ● Halten an der Bewegungsgrenze ● Ausnutzung der reziproken Hemmung der Antagonisten ● Exzentrische Dekontraktion ● Dehnlagerung Vorherige Erwärmung des Muskels!	● Definition der Kontraktur ● Entstehungsmechanismus einer muskulären Kontraktur ● Physiologische Vorgänge im kontrakten Muskel ● Gesetzmäßigkeiten der AP-Wahl	● Demonstration ● In Partnerarbeit an zwei frei gewählten Beispielen die Techniken üben lassen

9.2 Der Schüler soll mögliche Ausweichbewegungen erkennen und diese wirksam verhindern können	● Schulterhochziehen bei Abduktion
	● BWS-Streckung bei Außenrotation
	● Lateralflexion bei Rotation
	● Beckenkippung bei Hüftflexion
	● Beckenhochziehen (Lateralflexion in der LWS) bei Rotation und Abduktion
	● Abhilfe durch
	  – Gurt
	  – manuelle Fixation
	  – aktive Widerlagerung
		● Gelenkmechanik
		● Achsen und Ebenen
		● Norm-Bewegungsausmaße der betreffenden Gelenke
			● Aktualisierung und Vertiefung im Lehrer-Schülergespräch

Unterrichtsfach: Schlingentischtherapie

Unterrichtseinheit: ⎱ siehe Groblernziel 8

Groblernziel: ⎰

9

Teillernziele	Lerninhalte	Lernvoraussetzungen	Unterrichtsverfahren
9.3 Der Schüler soll eine kapsuläre Kontraktur nach den Prinzipien der Manuellen Therapie richtig im Schlingentisch behandeln können	Aufhängungen für Hüfte, Schulter und Knie wie in Grobziel 4 mit AP über dem betreffenden Gelenk ● Fixation des Schultergürtels mit Bananengurt oder Schlinge bei Kaudalgleiten des Humerus ● Fixation des Brustkorbs bei Lateraltraktion des Humerus ● Fixation des Beckens mit Bananengurt bei Traktion ● Fixation des Beckens mit Gurt von lateral bei Lateraltraktion ● Traktion und Gleitmobilisation sollen mit aktiven Spannungsübungen und Entspannungstechniken sowie aktiven Mobilisationstechniken verbunden werden	● Praxis und Theorie der Manuellen Therapie ● Behandlungsprinzipien ● Anatomische Kenntnisse über die betreffenden Gelenke	● Aktualisierung im Gespräch ● Demonstration der Traktionen und Gleitmobilisationen in den verschiedenen Aufhängungen für Schulter, Hüfte und Knie

Unterrichtsfach: Schlingentischtherapie

Unterrichtseinheit: **Dehnlagerungen**

Groblernziel: Der Schüler soll für jeden verkürzten Muskel eine Dehnlagerung durchführen können.

10

Teillernziele	Lerninhalte	Lernvoraussetzungen	Unterrichtsverfahren
10.1 Der Schüler soll die Muskeln kennen, die leicht zur Verkürzung neigen und deren Funktion beschreiben können	● Iliopsoas: Hüftbeugung ● Rektus femoris: Hüftbeugung und Kniestreckung ● Ischiokrurale Muskelgruppe: Kniebeugung und Hüftstreckung ● Adduktoren der Beine ● Pektoralis major	● Namen der Muskeln und ihre anatomische Lage ● Ursachen der Muskelverkürzung	● Aktualisierung der Vorkenntnisse im Lehrer-Schüler-Gespräch
10.2 Der Schüler soll das Prinzip der Dehnlagerung beschreiben und auf die oben genannten Muskeln anwenden können	● Ursprung und Ansatz des verkürzten Muskels werden verlängert ● Die Dehnung wird mit einem Zug oder Expander bzw. einer Feder passiv gehalten ● Zug/Expander/Feder sollte etwa rechtwinklig an der zu dehnenden Extremität ansetzen ● Der Patient soll zur Ermüdung des gedehnten Muskels gegen den Zug/Expander aktiv anspannen	● Funktion der Expander/ Federn ● Technik der Antagonistenermüdung ● Vorbereitung des Muskels auf Dehnung ● Muskelmechanik ● Gesetze der AP-Wahl	● Demonstration oder Ausarbeitung der Dehnlagerungen in Gruppen ● Vortrag im Plenum
10.3 Der Schüler soll die Dehnlagerungen auf alle anderen Muskeln des Körpers übertragen können		● wie bei 7.2 ● Ursprung, Ansatz und Funktion der Muskeln	● Wenn Zeit ausreicht: Kleingruppenarbeit

Unterrichtsfach: Schlingentischtherapie

Unterrichtseinheit: **Entspannungstherapie im Schlingentisch**

Groblernziel: Der Schüler soll mit Hilfe des Schlingentisches einen Patienten zur Entspannung bringen können.

11

Teillernziele	Lerninhalte	Lernvoraussetzungen	Unterrichtsverfahren
11.1 Der Schüler soll den Patienten für eine Entspannung richtig aufhängen können	• Der AP liegt über dem proximalen Gelenk: Hüfte oder Schulter • Die Aufhängung wird mit Federn vorgenommen	• Gesetzmäßigkeiten der AP-Wahl • Umgang mit Federn, Kenntnis von deren Wirkung	
11.2 Der Schüler soll die Entspannungstechniken kennen und richtig anwenden können	• Postisometrische Relaxation • Schüttelungen • Konzentratives Nachempfinden der Schwere und der Auflagestellen des Körpers • Auspendeln • Ausschwingen	• Wirkung der Entspannung auf den Körper und deren Notwendigkeit • Fähigkeit, mit einem Patienten ruhig umgehen zu können	• Praktische Demonstration an verschiedenen Schülern, um die Unterschiede bei der Entspannung zu sehen
11.3 Der Schüler soll die Entspannung am Patienten kontrollieren können	• Tasten der Muskulatur • Die Schwingungen beim Pendeln und vertikalen Schwingen dürfen nicht zu früh aufhören und auch nicht zu lange andauern. Es muß ein harmonisches Ausschwingen sein	• Gutes Beobachtungsvermögen und Tastvermögen	

Unterrichtsfach: Schlingentischtherapie

Unterrichtseinheit: **Kopfaufhängung**

Groblernziel: Der Schüler soll eine Kopfaufhängung richtig durchführen können und ihre Anwendungsmöglichkeiten nennen.

12

Teillernziele	Lerninhalte	Lernvoraussetzungen	Unterrichtsverfahren
12.1 Der Schüler soll die Kopfaufhängung korrekt durchführen können	● Stabile Form: Zwei AP über den beiden Enden der Kopfschlinge oder einem AP über dem Kehlkopf des Patienten ● Mobile Form: Kopfbügel oder Verwendung von Federn	● Funktion des Zubehörs ● Gesetzmäßigkeiten der AP-Wahl	● Demonstration
12.2 Der Schüler soll die therapeutischen Anwendungsmöglichkeiten in der Kopfaufhängung sorgfältig durchführen können	– Traktion der HWS – isometrische Kräftigung – Mobilisation der HWS – Entspannungsübungen – Muskeldehnung	● Anatomie der Halswirbelsäule ● Grifftechniken der Kopftraktion ● Techniken der isometrischen Kräftigung	● Demonstration ● Aktualisierung der Vorkenntnisse durch Lehrer-Schüler-gespräch
12.3 Der Schüler soll die Krankheitsbilder, die mit der Kopfaufhängung therapiert werden können, aufzählen und diese erläutern können	– HWS-Syndrom – Schulter-Arm-Syndrom – Schleudertrauma – Wirbelblockierungen – M. Bechterew – M. Parkinson	● Kenntnis der nebenstehenden Krankheitsbilder	● Die Schüler können partnerweise die Traktionen und die Spannungsübungen auf der Bank bei überhängendem Kopf üben. Dazu wird nicht unbedingt ein Schlingentisch benötigt. Um so eher werden sie den Vorteil des Schlingentisches erkennen, wobei der Kopf nicht gehalten werden muß.

Unterrichtsfach: Schlingentischtherapie

Unterrichtseinheit: **Becken-Beinaufhängung**

Groblernziel: Der Schüler soll eine Becken-Beinaufhängung richtig und in möglichst kurzer Zeit durchführen können und die Krank-
13 heitsbilder kennen, die man damit behandeln kann.

Teillernziele	Lerninhalte	Lernvoraussetzungen	Unterrichtsverfahren
13.1 Der Schüler soll die Ausrüstung für die Becken-Beinaufhängung richtig auswählen können	● Beckenschlinge ● 2 Fuß- und Beinschlingen ● Fixationsgurt für Brustkorb	Kenntnis der Schlingen und ihrer Anwendung	● Demonstration der Aufhängung direkt oder per Video/Film oder Dias Vorteil dieser Medien: man spart die Zeit der Aufhängung
13.2 Der Schüler soll die drei Varianten der Becken-Beinaufhängung beschreiben und durchführen können	Flache Steile } – Aufhängung Halbsteile AP etwa über Bauchnabel		● dto.
13.3 Der Schüler soll die therapeutischen Möglichkeiten in dieser Aufhängung exakt durchführen können	● Traktion der Lendenwirbelsäule ● Isometrie ● Entspannungsübungen	● Prinzipien der Traktion ● Ausführung isometrischer Übungen ● Entspannungsmethoden und Kontrolle der Entspannung ● Technik des Widerstandgebens	● Demonstration
13.4 Der Schüler soll die Anwendungsbereiche der Becken-Beinaufhängung kennen	● Lumbago ● Ischialgie ● Bandscheibenleiden ● Paraplegie ● Multiple Sklerose ● Muskeldystrophie	● Grobe Kenntnis der Krankheitsbilder ● Anatomie der LWS	

Unterrichtsfach: Schlingentischtherapie

Unterrichtseinheit: siehe Groblernziel 10

Groblernziel:
13

Teillernziele	Lerninhalte	Lernvoraussetzungen	Unterrichtsverfahren
13.5 Der Schüler soll den Unterschied zum Perl-Gerät beschreiben können	Perl: starke Kyphosierung der LWS BBA: gleichmäßige Traktion in Mittelstellung des Beckens	Kenntnis und Anwendung des Perl-Gerätes	Lehrervortrag oder Gruppengespräch mit Diskussion

Unterrichtseinheit: **Die Ganzaufhängung**

Groblernziel: Der Schüler soll eine Ganzaufhängung ohne fremde Hilfe richtig durchführen können.

14

Teillernziele	Lerninhalte	Lernvoraussetzungen	Unterrichtsverfahren
14.1 Der Schüler soll das Auf-hängebesteck für die Ganzaufhängung richtig auswählen und anlegen können	● Beckenschlinge ● Kopfschlinge ● Brustkorbschlinge ● 2 Fuß- und Beinschlingen ● Arme bleiben in der Regel frei	Umgang mit Zügen und Schlin-gen Richtige Anlage der Schlingen Gesetzmäßigkeiten über die Wahl des AP	Demonstration an einem Schü-ler
14.2 Der Schüler soll eine Ganzaufhängung alleine und in möglichst kurzer Zeit durchführen können	Zwei Möglichkeiten der AP-wahl: – ein AP über Bauch – mehrere AP über den zuge-hörigen Schlingen Wenn alle Schlingen straff an-gezogen sind, wird die Bank ab-gelassen		dto.
14.3 Der Schüler soll die thera-peutischen Möglichkeiten in der Ganzaufhängung aufzählen und durchfüh-ren können	● Kreislauftraining durch »aus dem Lot verschieben« ● Entspannung des ganzen Körpers ● Kräftigung der Beine und Arme zum Vorbereiten auf das Stehen bzw. Stützen ● Ganzkörperisometrie	Funktionelle Anatomie der Mus-kelketten der oberen und unte-ren Extremitäten und des Rumpfes Technik der Isometrie Entspannungstechniken Rutschfestes Schuhwerk	Jeder Schüler soll einmal einen aufgehängten Partner aus dem Lot schieben, um zu sehen, wie-viel Kraftaufwand dafür not-wendig ist
14.4 Der Schüler soll wissen, wann man die Ganzauf-hängung anwenden kann	● Querschnittlähmungen ● Multiple Sklerose ● Bettlägerige Patienten ● Wirbelsäuleninstabilitäten	Grobe Kenntnis der Krankheits-bilder	Lehrervortrag

Unterrichtsfach: Schlingentischtherapie

Unterrichtseinheit: **Vergleich der Schlingentischtherapie mit der Bewegungstherapie im Wasser**

Groblernziel: Der Schüler soll entscheiden können, in welchen Fällen die Schlingentischtherapie der Bewegungstherapie im Wasser vorzuziehen ist und umgekehrt.

15

Teillernziele	Lerninhalte	Lernvoraussetzungen	Unterrichtsverfahren
15.1 Der Schüler soll die Vorteile der Bewegungstherapie im Wasser kennen	● Aspekt der Wärme ● Aspekt des sozialen Kontaktes bei Gruppenbehandlungen ● Große Bewegungsfreiheit	Physikalische Grundlagen der Bewegungstherapie im Wasser ● Hydrostatischer Druck ● Auftrieb (Archimedes) ● Reibungswiderstand ● Wärmefaktor	Bildung von zwei »Parteien«: die eine vertritt den Schlingentisch, die andere das Bewegungsbad. Beide sammeln in Gruppenarbeit Argumente für ihre Therapieform und gegen die andere Therapiemöglichkeit. Anschließend Pro-Contra-Diskussion
15.2 Der Schüler soll die Nachteile der Bewegungstherapie im Wasser nennen können	● Großer Zeitaufwand wegen Umkleiden, Duschen, Transport ● Wenig Bewegungskontrolle und Ausschaltmöglichkeiten von Ausweichbewegungen ● Hygienemaßnahmen erforderlich ● Problem bei Hautkrankheiten, Blaseninkontinenz, Harnwegsinfektionen, Herzerkrankungen, Venöse Rückflußstörungen, Kreislaufstörungen	Der Schüler soll möglichst schon einmal mit einem Patienten im Bewegungsbad gewesen sein, um die Vor- und Nachteile nachvollziehen zu können	
15.3 Der Schüler soll die Grenzen der Therapie im Schlingentisch erkennen	nicht geeignet bei: ● kleinen Gelenken ● aufwendigen, komplizierten Aufhängungen ● nicht kombinierbar mit Spezialtechniken wie PNF, Bobath, Vojta		

Vorschläge zur Unterrichtsgestaltung

Lernziel Nr. 15

Teilen Sie die Klassen in zwei Gruppen auf:
Schlingentischvertreter – Bewegungsbadvertreter.
Jede Gruppe soll Vorteile der eigenen Therapieform und Nachteile der
»gegnerischen« Therapie sammeln.
Ist diese Phase beendet, kommen alle im Gremium zusammen.
Der Lehrer spielt in dieser Runde einen Klinikdirektor, der vor der Wahl
steht, für eine gewisse Summe entweder das vorhandene Bewegungsbad
erweitern und verbessern zu lassen oder einige Schlingentische anzu-
schaffen.
In dieser Runde erhofft er sich eine fachkompetente Beratung, um zu
einem vernünftigen Entschluß zu kommen.
Die Schüler sollen hierbei lernen, Argumente *sachlich* und in entsprechender *sprachlicher* Ausdrucksform vorzubringen.
Durch diese Diskussion werden sie gezwungen, sich intensiver mit der
Schlingentischtherapie auseinanderzusetzen.

Unterrichtsfach: Schlingentischtherapie

Unterrichtseinheit: **Verschiedene Schlingentischtypen und -modelle**

Groblernziel: Der Schüler soll die wichtigsten Varianten des Schlingentisches kennen und sie auf ihre Vor- und Nachteile beurteilen
16 können.

Teillernziele	Lerninhalte	Lernvoraussetzungen	Unterrichtsverfahren
16.1 Der Schüler soll die Varianten mit Namen kennen und ihre Unterschiede beschreiben können	● Standschlingentisch: – Modell Marburg – Modell Wildbad – Modell Krell – Wellengittermodell – Schlingenkäfig ● Deckenschlingentisch ● Bettschlingentisch Die Unterschiede bestehen in: ● Anzahl der Aufhängeösen ● Anzahl der Querstreben ● Feste Ösen, drehbare Ösen ● Ringe als Aufhängepunkte	Aufbau des Standardschlingentisches und Funktion seiner Teile	Demonstration der Modelle mittels: – Prospektmaterial – Photographien – Dias In Partnerarbeit können die Unterschiede herausgearbeitet und die Vor- und Nachteile diskutiert werden
16.2 Der Schüler soll die Vor- und Nachteile der einzelnen Varianten erklären und begründen können	● Wellengitter statt Ösen ● Deckenschlingentisch besitzt mehr Bodenfreiheit, ihm fehlen aber die seitlichen Fixierungsmöglichkeiten ● Wellengitter besitzt viele Aufhängemöglichkeiten ● Drehbare Ösen verringern die Reibung und erleichtern Drehbewegungen ● Je mehr Querstreben und Ösen, desto größer die Aufhänge- und Fixierungsmöglichkeiten		

Unterrichtseinheit: ⎫
                     ⎬ siehe Groblernziel Nr. 16
Groblernziel: ⎭
16

Teillernziele	Lerninhalte	Lernvoraussetzungen	Unterrichtsverfahren
16.3 Der Schüler soll die Kriterien für einen guten Schlingentisch aufzählen können	● Arbeitshöhe nicht mehr als 1,90 m ● Breite des Deckenteils mindestens 80 cm ● Offener Zugang zum Patienten von mindestens drei Seiten ● Genügend Fixationsmöglichkeiten		

Literatur

Bold, R., Grossmann, A.: Stemmführung nach R. Brunkow, Enke-Verlag, Stuttgart 1978.

Brügger, A.: Die Erkrankungen des Bewegungsapparates und seines Nervensystems, Fischer, Stuttgart 1980.

Cronauer, A., Saladin, H.: Vorstellung eines neuen Prinzips, KG-Intern 5 (1988), 36–39.

Dvorak, J., Dvorak, V.: Manuelle Medizin, 3. Aufl., Thieme, Stuttgart 1988, S. 105.

Einsingbach, Th., Klümpner, A., Biedermann, L.: Sportphysiotherapie und Rehabilitation, Thieme, Stuttgart 1988

Examenkurs der Lehranstalt für Krankengymnastik, Marburg: Der Guthrie-Smith-Apparat, Krankengymnastik 4 (1953), 54–55.

Firniss, M.: Propädeutik der neurophysiologischen Schlingentischtherapie, Firniss, Neuenbürg 1989.

Firniss, M.: Schlingentischtherapie: Advanced Techniques, Firniss, Neuenbürg, 1990.

Funk/Rößler: Arbeitsheft für Schlingentischtherapie, Wildbad.

Gage, Nathaniel L.: Pädagogische Psychologie, 4. Aufl., Beltz, Weinheim/München 1986, S. 329.

Gördes, W.: Beitrag zur postoperativen Behandlung hüftgelenkskranker Patienten, Krankengymnastik 12 (1968), 510–512.

Kaltenborn, F.: Manuelle Therapie der Extremitätengelenke, 7. Aufl., Norlis-Verlag, Oslo 1985.

Knupfer, H. und Wrede, E.: Übungsbehandlung unter Ausnutzung von Sperrwirkungen der Muskeln, Krankengymnastik 4 (1959), 57–62.

Lilienfein, W.: Funktionelle Schlingentischtherapie, Verlag Oskar Mahl, 1986.

Lilienfein, W.: Funktionelle Schlingentischtherapie in Verbindung mit dem 3-D®-Stab am Beispiel einer Lumbalgie, Krankengymnastik 10 (1986), 732–740.

Lilienfein, W.: Funktionelle Schlingentischtherapie, Fischer, Stuttgart 1993.

Neumann, H. D.: Manuelle Medizin, 2. Aufl., Springer-Verlag, Berlin, Heidelberg 1986, S. 17–18, 22.

Möller, Chr.: Technik der Lernplanung, Beltz, Weinheim und Basel 1969.

Rolf, G. und Kaeppel, G.: Das Schlingengerät in der Praxis der Krankengymnastik, Kohlhammer-Verlag, Stuttgart 1971.

Saurat, C.: Behandlung mit dem Schlingenkäfig, Eular, Basel 1992.

Schede, Prof. Dr.: Die funktionelle Nachbehandlung der spinalen Kinderlähmung, Krankengymnastik 10 (1951), 145–152.

tum Suden, A.: Funktionelle Nachbehandlung der Poliomyelitis, Krankengymnastik 9 (1955), 131–136.

Sullivan, P., Markos, P., Minor, M. A.: PNF, ein Weg zum therapeutischen Üben, Fischer-Verlag, Stuttgart 1985.

Thomsen, W.: Über die technische Weiterentwicklung meines orthopädischen Universalübungstisches, Krankengymnastik 3 (1952), 42–43.

Wenk, W.: Neue Aspekte in der Schlingentherapie, Krankengymnastik 9 (1992), 1154–1162.

Wenk, W.: Das Multifunktionale Schlingengerät nach O. Krell, MEDI-Consult, Marburg 1992.

SCHLINGENTISCH
KARLSRUHE

HWK®

MEDIZINTECHNIK

Der bewährte **Schlingentisch Karlsruhe** hat keine Verstrebungen im unteren Bereich. Dadurch ist für den Therapeuten/die Therapeutin ein ungestörter und freier Zugang zum Patienten von allen Seiten möglich. Er zeichnet sich aus durch ein langes Gitter oben (195 cm) und seitliche Lochleisten zum Einhängen von Extensionsstäben anstelle von Gittern. Als Zubehör ist ein sog. 3-D-Extensionsstab lieferbar, der unten am Gitter angebracht wird. Dadurch ist ein seitlicher Zug aus allen Richtungen möglich.

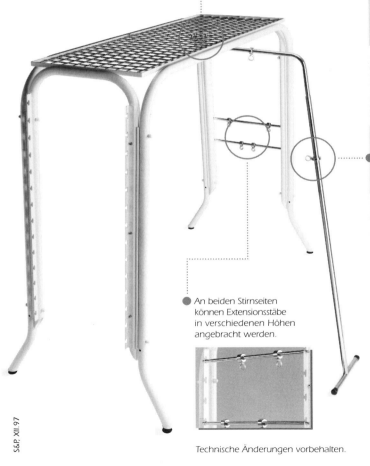

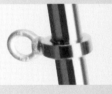

Der 3-D-Extensionsstab kann durch seine besondere Konstruktion **auch an anderen Schlingentischen mit Wellengitter** befestigt werden.

Die Ringe an den Extensionsstäben werden durch Drehen leicht festgestellt.

An beiden Stirnseiten können Extensionsstäbe in verschiedenen Höhen angebracht werden.

Technische Änderungen vorbehalten.

**HWK Medizintechnik
Entwicklung, Produktion,
Vertrieb und Ausstellung**
Berghausen,
Mühlstasse 2
D-76327 Pfinztal
Telefon 07 21/9 46 05-0
Telefax 07 21/9 46 05-33

**Ein Fertigungsbereich der
Hagsfelder Werkstätten
& Wohngemeinschaften
Karlsruhe gGmbH**
Am Storrenacker 9-11
D-76139 Karlsruhe
Telefon 07 21/62 08-0
Telefax 07 21/62 08-175

S&P. XII.97

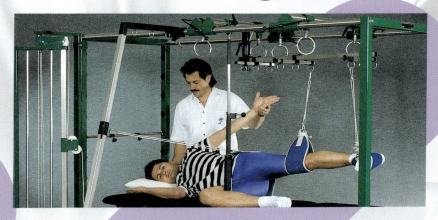
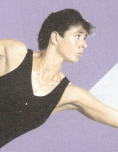

  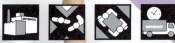

TREMMEL&SCHAUM

Geräte für Rehabilitation, Krankengymnastik und Physiotherapie

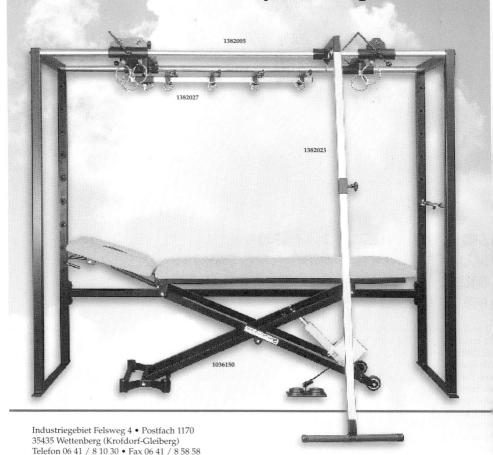

Industriegebiet Felsweg 4 • Postfach 1170
35435 Wettenberg (Krofdorf-Gleiberg)
Telefon 06 41 / 8 10 30 • Fax 06 41 / 8 58 58

FOUR IN ONE

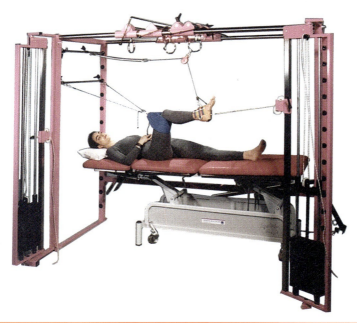

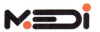

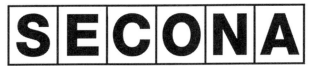
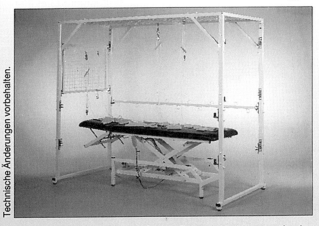

Pflaum Physiotherapie

Mechthild Brocke/Hilla Ehrenberg/ Dietrich Berdel
Atemtherapie für Säuglinge und Kinder mit Asthma Bronchiale oder obstruktiver Bronchitis
107 S. mit 81 Abb., kart.,
ISBN 3-7905-0714-8

Ortrud Bronner
Der Ellbogen
und seine funktionelle Behandlung nach Verletzungen
128 S. mit 150 Abb., kart.,
ISBN 3-7905-0553-6

Ortrud Bronner
Die Schulter
2., überarbeitete und erweiterte Auflage, 188 S. mit 130 Fotos, kart.,
ISBN 3-7905-0626-5

Ortrud Bronner
Die untere Extremität
und ihre funktionelle Behandlung nach Verletzungen 264 S. mit 156 Abb., kart.,
ISBN 3-7905-0645-1

Anne Dick u.a.
Prävention von Entwicklungsstörungen
und Haltungsanomalien frühgeborener Kinder
Ca. 130 S. mit ca. 50 Abb., kart.,
ISBN 3-7905-0773-3
(Sommer 1998)

Ute Donhauser-Gruber u.a.
Rheumatologie. Lehrbuch für Physiotherapeuten
Entzündliche Gelenk- und Wirbelsäulenerkrankungen
304 S. mit 259 Abb., kart.,
ISBN 3-7905-0695-8

Hilla Ehrenberg
Atemtherapie in der Physiotherapie/Krankengymnastik
264 S. mit 103 Abb., kart.,
ISBN 3-7905-0764-4

Hanno Felder
Isokinetik in Sport und Therapie
Ca. 180 S. mit ca. 50 Abb., kart.,
ISBN 3-7905-0775-X
(Sommer 1998)

Margret Feldkamp
Das zerebralparetische Kind
Konzepte therapeutischer Förderung
179 S. mit 55 Abb., kart.,
ISBN 3-7905-0735-0

Susanna Freivogel
Motorische Rehabilitation nach Schädelhirntrauma
Klinik, Grundlagen, Therapie
324 S. mit 193 Abb., kart.,
ISBN 3-7905-0746-6

Otto Gillert/Walther Rulffs
Hydrotherapie und Balneotherapie in Theorie und Praxis
11., völlig neu überarbeitete Auflage. Neuausgabe
265 S. mit 75 Abb., kart.,
ISBN 3-7905-0586-2

Otto Gillert/Walther Rulffs/Konrad Boegelein
Elektrotherapie
3., vollständig überarbeitete und erweiterte Auflage. Neuausgabe. 286 S. mit 276 Abb., kart.,
ISBN 3-7905-0692-3

Laurie S. Hartman
Lehrbuch der Osteopathie
384 S. mit 467 Fotos, gebunden,
ISBN 3-7905-0753-9

Jutta Hinrichs/ Bernd Pohlmann-Eden
Neurologische Erkrankungen
Ein Lehrbuch für Physiotherapeuten
315 S. mit 119 Abb., kart.,
ISBN 3-7905-0680-X

Renate Holtz
Therapie- und Alltagshilfen für zerebralparetische Kinder
282 S. mit 215 Abb., kart.,
ISBN 3-7905-0757-1

Richard Pflaum Verlag GmbH & Co. KG
Lazarettstr. 4, 80636 München, Tel. 089/12607-233, Fax 089/12607-200
http://www.pflaum.de/

Pflaum Physiotherapie

Christel Kannegießer-Leitner
Psychomotorische Ganzheitstherapie
Ein Programm zur Förderung von entwicklungsauffälligen und hirngeschädigten Kindern
176 S. mit 66 Abb., kart., ISBN 3-7905-0763-6

Sabine Kollmuß/Siegfried Stotz
Rückenschule für Kinder – ein Kinderspiel
190 S. mit 154 Abb., kart., ISBN 3-7905-0715-6

Horst Kosel/Ingo Froböse
Rehabilitations- und Behindertensport
Körper- und Sinnesbehinderte
2., völlig neu überarbeitete Auflage, Neuausgabe
Ca. 300 Seiten mit ca. 150 Abbildungen, kart., ISBN 3-7905-0726-1
(Sommer 1998)

Hella Krahmann/Heiko Steiner/G. de Gregorio
Physiotherapie in Geburtshilfe und Frauenheilkunde
3., überarbeitete und aktualisierte Auflage
Ca. 300 S. mit ca. 115 Abb., kart., ISBN 3-7905-0770-9

Elke Lommel-Kleinert
Handling und Behandlung auf dem Schoß
in Anlehnung an das Bobath-Konzept
176 Seiten mit 190 Fotos, kart., ISBN 3-7905-0755-5

Antje-Catrin Loose/Nicole Piekert/Gudrun Diener
Graphomotorisches Arbeitsbuch
mit der Geschichte von Frede Schnodderbüchs und seinem Freund Addi Luftikus in vielen bunten Bildern
294 Seiten mit 98 Fotos, vielen Zeichnungen, 20 ganzseitigen Farbtafeln und 90 Arbeitsblättern, Format DIN A4, ISBN 3-7905-0745-4

Petra Maurus
Herzgruppe – ein therapeutischer Erlebnisraum
191 S. mit 75 Abb., kart., ISBN 3-7905-0769-5

Carlo Perfetti
Der hemiplegische Patient – kognitiv therapeutische Übungen
236 Seiten mit 97 Abbildungen, kart., ISBN 3-7905-0758-X

Mario Prosiegel
Neuropsychologische Störungen und ihre Rehabilitation
2., neu bearbeitete und erweiterte Auflage
242 S. mit 72 Abb., kart., ISBN 3-7905-0771-7

Anneliese tum Suden-Weickmann
Physiotherapie in der Geriatrie
Grundlagen und Praxis
311 S. mit 96 Abb., kart., ISBN 3-7905-0618-4

Georg Weimann
Neuromuskuläre Erkrankungen
Grundlagen, Krankengymnastik, Physikalische Therapie, Ergotherapie
247 S. mit 187 Abb., kart., ISBN 3-7905-0679-6

Christhild Wötzel/Nicolaus König u.a.
Therapie der Multiplen Sklerose
Ein interdisziplinäres Behandlungskonzept
232 Seiten mit 114 Abbildungen, kart., ISBN 3-7905-0747-4

Bitte fordern Sie unser Gesamtverzeichnis an.

Richard Pflaum Verlag GmbH & Co. KG
Lazarettstr. 4, 80636 München, Tel. 089/12607-233, Fax 089/12607-200
http://www.pflaum.de/